瘦身·图鉴

不知不觉就能
>瘦<

日常小动作
自然塑造易瘦体质

著 | [日]植森美绪

审定 | [日]金冈恒治

译 | 易珉

人民邮电出版社
北京

图书在版编目（CIP）数据

不知不觉就能瘦，日常小动作自然塑造易瘦体质 /
（日）植森美绪著 ；易珉译. -- 北京 ：人民邮电出版社，
2025. --（健康·家庭·新生活）. -- ISBN 978-7-115
-65683-4

Ⅰ. R161

中国国家版本馆 CIP 数据核字第 2024RK1577 号

版权声明

免责声明

本书内容旨在为大众提供有用的信息。所有材料（包括文本、图形和图像）仅供参考，不能用于对特定疾病或症状的医疗诊断、建议或治疗。所有读者在针对任何一般性或特定的健康问题开始某项锻炼之前，均应向专业的医疗保健机构或医生进行咨询。作者和出版商都已尽可能确保本书技术上的准确性以及合理性，且并不特别推崇任何治疗方法、方案、建议或本书中的其他信息，并特别声明，不会承担由于使用本出版物中的材料而遭受的任何损伤所直接或间接产生的与个人或团体相关的一切责任、损失或风险。

内容提要

在当前社会，忙碌的生活节奏和工作压力导致很多人难以找到整段时间进行瘦身锻炼。针对这一问题，本书提供了一种创新性的解决方案：将瘦身锻炼融入日常生活的各个场景中。本书共分为7章，每一章围绕不同的日常生活场景介绍了一系列简单易行的瘦身日常动作，涵盖了晨间活动、家务、工作、休息、外出、夜间，甚至边看电视边瘦身的锻炼方法。本书适合忙碌的上班族和对瘦身与日常锻炼感兴趣的人士阅读。

◆ 著　　　　[日]　植森美绪

　　译　　　　　　　易　珉

　　责任编辑　刘日红

　　责任印制　彭志环

◆ 人民邮电出版社出版发行　　北京市丰台区成寿寺路 11 号

　　邮编　100164　电子邮件　315@ptpress.com.cn

　　网址　https://www.ptpress.com.cn

　　北京市艺辉印刷有限公司印刷

◆ 开本：880×1230　1/32

　　印张：4　　　　　　　　　　　2025 年 3 月第 1 版

　　字数：168 千字　　　　　　　2025 年 3 月北京第 1 次印刷

　　著作权合同登记号　图字：01-2024-4497 号

定价：42.00 元

读者服务热线：**(010)81055296**　印装质量热线：**(010)81055316**

反盗版热线：**(010)81055315**

瘦身日常动作是什么？

生活中自然变瘦是真的还是假的

早上起床后，将双手高举过头顶，伴随着"嗯——"的声音大大地伸个懒腰，这样的动作，大家肯定都做过。

其实，这个日常动作看似不起眼，但是腰部只需伸展到一个特定的角度，就能有效地刺激腹部肌肉。因为这个动作涉及身体的大肌群，所以即使是短短几秒，也能帮助你多消耗一些热量。如果能坚持，腹部线条就会变得更加紧致。怎么样，是不是感觉瘦身锻炼很简单？

那些身材好、似乎怎么吃也不胖的人，其实都在悄悄做着这些动作。如果你之前从没在意过这些细节，那么现在就是改变身材的契机。无论你采取哪种节食方式，一旦恢复原有的饮食，体重几乎都会反弹。因此，别再迷恋节食瘦身啦！

本书将为你一一展示，如何将日常生活中的动作，转变为能够瘦身的动作。不必强迫自己做书中提及的每一个动作，只需挑选你喜欢的，或者认为可以轻松尝试的动作。记住，哪怕只是一个小改变，只要坚持下去，你的身体都会出现令人惊喜的转变。

那么问题来了，究竟哪些动作更有助于瘦身呢？答案是"针对想瘦的部位进行训练"，比如小腹、大腿、手臂等。每个人的动作习惯不同，那些活动较少的部位更容易堆积脂肪，而经常活动的部位则不然。

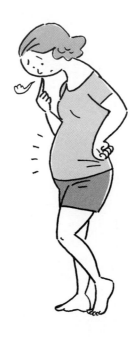

频繁活动的部位往往脂肪较少

"针对想瘦部位的运动"即"增加热量消耗的运动"。让我们将"瘦身动作"变成生活的一部分，自然塑造出优美体形吧！

通过分析人体的脂肪分布，我们会发现，那些经常活动的部位往往脂肪较少，而活动较少的部位则容易积累较多脂肪。

● 腿部

作为支撑躯体的部位，站立时总在使用，很有力量，脂肪较少。

● 腹部

人类脂肪最多的部位往往是腹部。由于躯干主要由脊柱和背部肌肉支撑，背部脂肪要比腹部少。而相比四肢，腹部的活动频率较低，因此更容易积累脂肪。由此可知，那些日常肌肉活动较少的部位，往往更容易堆积脂肪。

致不想再节食的你

用日常动作进行局部瘦身，告别反弹！

> 明明很努力，为什么瘦不下来？

✖ 即使控制饮食，想瘦的地方还是瘦不下来！

某种意义上来说，通过饮食来瘦身是立竿见影的。然而，即使体重下降，手臂、小腹、大腿等想瘦的部位却并没有瘦下来。更糟的是，节食可能会导致胸部、臀部松弛，甚至面部出现细纹……这样的烦恼屡见不鲜。

✖ 有氧运动难以坚持！

坚持步行运动确实瘦了一点，但当体重不再下降时便感到十分挫败，动力也随之消退。如此一来体重瞬间反弹。本来希望能健康地瘦下来，但结果不如人意。这样的情形司空见惯。让人感到痛苦的运动的确难以坚持。

✖ 努力做肌肉训练，却没有变苗条！

做了肌肉训练，脂肪却不见减少，肌肉倒是增加了，身材丝毫未见苗条。虽然听说肌肉训练可以提升新陈代谢速度，帮助瘦身，但实际做下来感觉效果并不明显。

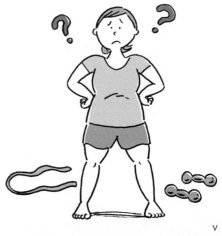

v

明明没费力，为什么瘦了！

能收获预期成果，当然乐此不疲。

本书将详细介绍如何根据个人预期成果，分部位解读目标，并介绍相应的瘦身动作。具体来说，你是希望全面瘦腹部，还是仅瘦特定区域（例如侧腹部或下腹部）？你期待怎样的瘦身效果？拿小腹赘肉来说，你是希望在减重的基础上进一步塑形，还是倾向于减脂？我们会根据各个具体目标，调整锻炼的重心。效果立竿见影，保证你会乐此不疲。

无须担心反弹。

无论采取哪种减肥方式，一旦停下来，努力成果都难以保持。想要自然瘦身且无须担忧体重反弹，其实只需要适度改变日常动作，形成习惯后，保持理想体形不是梦。

高效才是王道。

改变饮食习惯往往会让人压力倍增，而运动健身又需要付出额外的时间和精力。然而，如果将瘦身锻炼融入日常动作中，则能够按自身节奏进行安排，无须刻意努力。如此一来，就能省下去健身房锻炼的时间和金钱，非常划算。

不再被追问是否又在减肥。

本书将介绍众多可以悄无声息融入日常的瘦身动作。作者年轻时曾因减肥屡战屡败，常被妹妹取笑，因此特别注重那些不会被发现、悄悄进行的瘦身法。

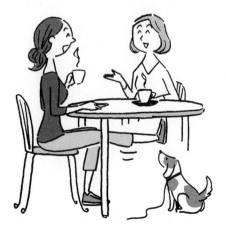

无须特意锻炼，消耗更多热量！
再忙也能完成的动作

忙碌生活时常让人忽略锻炼，日程被日常事务和爱好填得满满当当，根本挤不出时间来运动！对此我感同身受。因此，我特别推荐忙碌人士尝试"瘦身日常动作"，让健康塑形融入你的每一天。

其实，日常中的一些动作就能消耗热量，根本不必特地抽时间来运动。只要对这些动作稍加调整，不用额外花时间，也能增加热量消耗。

你听说过"代谢当量（MET）"吗？这是一个评估身体运动强度的指标，以静息（即静坐状态）时的能量消耗为基础值1，进而衡量一个人在进行不同活动时相对于静息时的能量消耗水平。

请注意下页表格中的"收腹步行"一栏。所谓收腹步行，是指在步行时挺直背部、收紧腹部。令人惊讶的是，相同速度下，这种步行方式的热量消耗竟能达到普通步行的1.4倍还多。

如果将表中数据对应到日常活动中，可以合理推测：做家务时，相较普通状态，挺直背部并收紧腹部时的热量消耗将增加40%还多。

当然，我们很难测量每一种动作的代谢当量，也无法单纯用数值来量化，但可以肯定的是，这些动作确实能增加热量消耗。

代谢当量（MET）一览表

代谢当量	不同活动
1	静息
1.3	以坐姿看电视、躺着阅读
1.5	洗澡
1.8	站立交谈、站立阅读、洗碗
2	普通步行（<3.2km/h）、坐着进行一些轻松的工作、晾衣服、准备餐食
2.3	轻度拉伸、购物、平衡运动、做园艺
2.5	日常轻度工作、瑜伽（哈他瑜伽）
2.8	进行多项家务（轻度劳动）、轻度肌肉训练
3	步行（4.0km/h）、骑电动自行车、缓慢跳舞、普拉提、站着照顾儿童
3.3	使用吸尘器
3.5	步行（4.5~5.1km/h）、轻松骑行、下楼梯、庭院除草、进行多项家务（中等强度）
4	慢速爬楼、力量瑜伽、老年人护理（如协助沐浴）
4.3	步行（5.6km/h或更快）、进行多项家务（高强度）
4.9	收腹步行（4.7km/h）
5	芭蕾舞、有氧健身操（低强度）、快速步行（6.4km/h）
6	轻松慢跑（6.4km/h）、慢速游泳、举重训练（高强度）
7.3	有氧健身操（高强度）
8	骑行（20km/h）
8.8	快速爬楼
10	快速游泳（如自由泳69m/min）

使用MET计算热量消耗的方法

※ 结果仅为估算值，存在个体差异

体重（kg）×MET× 活动时间（1小时）×1.05
=1小时内消耗的热量

例 一个体重60kg的人以3MET的强度步行1小时

60（kg）×3（MET）×1（小时）×1.05＝189千卡←1小时消耗的热量

注：1卡≈4.186焦耳。

出处：日本健康营养研究所编写的《30秒缩腹！最强瘦腹法》（高桥书店）。

1 **善于利用腹部和背部的力量！**

要想在生活中自然变瘦，需要在日常动作中更有效地刺激肌肉。让躯干成为我们的得力助手吧！这里所说的躯干，主要指腹部和背部的肌肉。

即使是锻炼手臂或腿部等离腹部、背部较远部位的肌肉，本书也会建议大家锻炼时"挺直背部""收紧腹部"。

这是因为，腹部和背部的肌肉与全身相连，可以协助刺激身体各处，让我们更加轻松且高效地锻炼到目标部位。不妨带着"慢工出细活"的心态，开始你的锻炼之旅吧。

2 **选对动作，练就理想体形！**

你可能想提高臀线或是缩小臀围，记住，目标不同，相应的肌肉锻炼方法也会有所不同。

挑选符合自身目标的动作吧！

3 **锻炼强度，由你决定！你可以自由安排时间、次数。**

如果想要塑造肌肉线条或改善体形，建议采用较高强度的训练。

目标是减脂的话，低强度训练即可，若能延长锻炼时间，减脂效果会更好。

书中各页标注的时长仅供参考，各个动作可以只做一次，也可以重复做，重复次数不限。

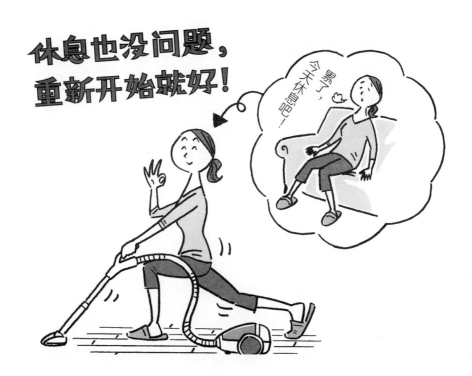

4 **不限场景，自由安排。**

书中为每个动作设定了相应的场景，但其实很多动作可以在不同生活场景下进行。如果你想尽快看到成效，或是感觉身体已经适应了当前的训练强度，可以尝试在其他场景下做喜欢的动作。此外，你也可以不断尝试新的动作。

5 **依据当日的身体状况和安排灵活调整。**

书中介绍的动作，有些十分轻松，有些看似简单，实则颇具挑战。如果感觉身体不适或疼痛，请不要盲目坚持，注意适当休息。即使休息数日也没关系，只要重新开始就能恢复到之前的状态，不必担心。请根据当天的身体状况，适当增大或减小锻炼强度。让我们持之以恒，在塑造理想体形之路上稳步前进。

决心坚持却时常忘记？这很正常

想要养成一个新的锻炼习惯，最明智的办法是将其融入现有的习惯之中。例如，将锻炼动作放在刷牙时进行，就不容易忘记，并且也更容易将其固化为习惯。

此外，为了防止遗忘，我推荐使用一些小工具。我个人习惯在如厕时进行一些面部锻炼，因此我特意在卫生间墙上合适位置安装了一面镜子，以便坐下时能看到自己的面部。为了增添乐趣，我还会摆放一些小玩偶，让它们处于我的视线范围内。

生活中琐事繁多，即使有意愿，偶尔遗忘也在所难免。养成习惯需要时间，这很正常。因此，不必强求自己每天都严格坚持，重要的是保持耐心，从容地将其变成一种习惯。

没有比放弃更可惜的事了

改变日常动作绝非易事，但塑形是为了更好地享受人生。试了一周就放弃，实在可惜。

根据身体状态适当休息，灵活切换喜欢的锻炼场景，或尝试一些新动作。像尝试新化妆品或新衣服时那样，带着小小的期待与兴奋去进行锻炼。

记住，持之以恒是塑造迷人身姿的关键！

坚持瘦身日常动作的秘诀

三分钟热度也没关系！

比起体重，外形更重要

鼓起勇气，给自己拍张照片吧！

尝试用手机拍下自己在意的身体部位，并记录下尺寸。

人们通常认为减脂即减重，但实际上脂肪比水分和肌肉轻，因此有时脂肪减少了，体重却未必有明显变化。与其关注体重，我更推荐大家通过身体线条等外观变化来衡量成效。这种视觉上的直接反馈，能成为激励你坚持下去的动力。

说来惭愧，我自己也曾因繁忙而忽略了前臂的锻炼，这种情况持续了一年多。直到有一次拍照，我惊讶地发现前臂变胖了。

自那以后，我开始有意识地在日常活动中加入锻炼前臂的动作，并坚持练习。很快，我就看到了变化——大约半年时间，前臂就差不多恢复到了之前的状态。

正如忽视刷牙可能导致口臭或蛀牙一样，身体同样会如实地反映我们的日常生活习惯。这让我重新感受到，人体是如此诚实。

"到底什么时候才能瘦下来？"

在连续减肥失败的那十年里，我总在思考这个问题。

如果现在的你和当年的我一样，那么请允许我作为向导，带你走出名为"瘦身"的迷宫。

岂止苗条！

打造强健的体魄，享受精彩人生

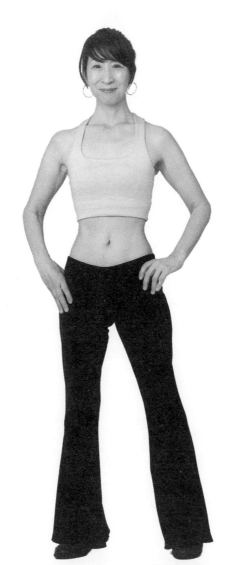

我想对那些为身材烦恼的朋友们说，比起偶尔做一次的"运动"，持续的"日常动作"能更高效地塑造出苗条的体形。而且，仅仅是一个日常动作，就能实现那些即使通过节食或举重也难以达到的局部瘦身效果。

大家好，我是健康运动指导师植森美绪。

"30年来，我的腰围始终保持在58cm（身高163cm，体重46kg）。"

每当我谈及此事，身边人要么认为这一定是严格坚持运动和节食的结果，要么觉得我是天生易瘦体质。

然而，事实上我并不擅长运动，年轻时一直是微胖体形，甚至被妹妹叫作"小胖"。

那么，我是如何实现蜕变，拥有当下身材的呢？下面我将一边进行自我介绍，一边为大家讲述我的变化历程。

减肥之路上屡战屡败的青春期

从初中三年级开始，为了能穿上修身的牛仔裤，我试遍各种减肥方法却都以失败告终。最胖时我的体重一度达到64kg，而花在减肥上的费用也是一笔令人心痛的巨款。

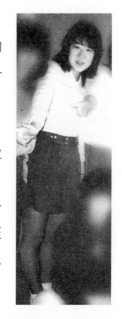

22岁那年，因为觉得成为健身教练就能瘦下来，于是我投入工作以来的所有积蓄，毅然报名了专业学校，并跳槽去了健身俱乐部。

然而，无论我如何锻炼都只是越来越强壮，一点儿也不见瘦。更糟的是，由于过量运动，我甚至腰痛到无法走路，这些都让我感到非常沮丧和无助。

改变的契机——脱下自购的束腰

就在那时，我脱下原本用来缓解腰痛的束腰，意外地成为改变的契机。我意识到长期依赖束腰可能会导致腰痛更易复发。于是我决定脱下束腰，并尝试像穿着它时那样，自觉保持腹部收紧的状态。没过多久，我惊喜地发现平时穿着的运动裤腰围于我而言变大了，我的腰真的变细了！辛苦虐腹都没能实现的腹部塑形，没想到仅仅通过日常收腹便成功了，这让我感到十分惊讶。

这让我注意到肌肉的"形状记忆"特质，于是便投身于实践和研究那些有助于改善体态的日常动作。我不仅追求苗条身形，更追求一个柔韧、持久且健康的身体，还想要摆脱腰痛的困扰。慢慢地，我的腰围从70cm成功瘦到58cm，并且30多年来从未反弹。

身材好坏取决于日常动作

生活的变化往往悄无声息地改变着我们的日常动作，这些改变又会在不知不觉间让身材走样。

"搬家后，开始骑自行车爬坡，大腿不知不觉就变粗了。"

"为了健康选择骑运动自行车通勤，不知不觉驼背更严重了。"

"习惯穿松紧裤后，体重没变，但腰变粗了。"

反观那些经我亲自指导的朋友们分享的经历，着实令人惊讶不已。

一位49岁的女性告诉我："即使我每天花1小时散步、练瑜伽或普拉提，同时严格控制饮食，但小腹始终不见变化。然而，仅仅改变了走路的方式，我的小腹竟然奇迹般地平坦了，连臀部线条也变漂亮了。"

另一位60岁的女性分享说："我只是在等洗衣机脱水的那几分钟里做了些提臀的动作，裤腰就变松了，尺码差不多小了两个号。我甚至不知道自己原来这么胖！"

看到这里，想必大家已经发现，塑造理想身材的关键，其实就在于适当调整日常动作，使动作有助于塑造目标体形。而你只需要在日常生活中不断地重复这些动作，直到将它们变成一种习惯，就这么简单。

助力超过4万人成功瘦身的科学锻炼法

在本书中，我全面分享了自身从过去到现在所实践过的动作，以及那些我推荐给他人并已证明有效的动作。书中介绍的方法，正是基于我在文化学校教授的"快速缩尺码！植森式局部瘦身"课程，超过4万人通过该课程实践，取得了显著成效，更有90%的学员好评不断，纷纷表示在课程学习当天就体验到了尺码减小的快乐。改变肌肉的使用方式，就能毫不费力地变苗条，坚持练习的话，还可以有效减脂。

跟年轻时相比，现在的我更能以轻松愉悦的心态和健康的身体享受每一天。调整日常动作，不需要任何经济投入，也不会占用太多时间和精力，不试试的话真是太可惜了。我真心期待你也能摆脱减肥的痛苦和运动不足的焦虑，感受真正的自由与快乐。

不妨和我一起，从今天开始，一步一个脚印地开始"瘦身日常动作"之旅吧！

目录

不知不觉就能瘦，日常小动作自然塑造易瘦体质

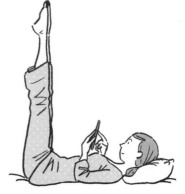

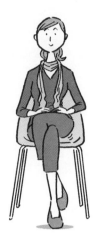

本书阅读方法

整个腹部 整个背部 手臂 大腿内侧

表示有效锻炼的部位。

 表示运动强度。

弱 轻松
…… 低难度，适合初学者，可长时间练习或反复练习。
主要目标是促进脂肪燃烧。

中 适中
…… 中等难度，加大力度可改善体形。
持续练习同样有助于脂肪燃烧。请根据个人目标灵活调整。

强 挑战
…… 高难度，能够锻炼全身肌肉。
一项动作即可高效塑造优美体形。

第 1 章

晨间

融入晨起活动中的

瘦身日常动作

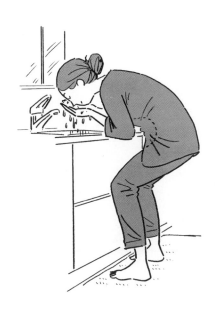

睡醒时，试试这样伸懒腰吧！

清晨瘦腹呼吸法

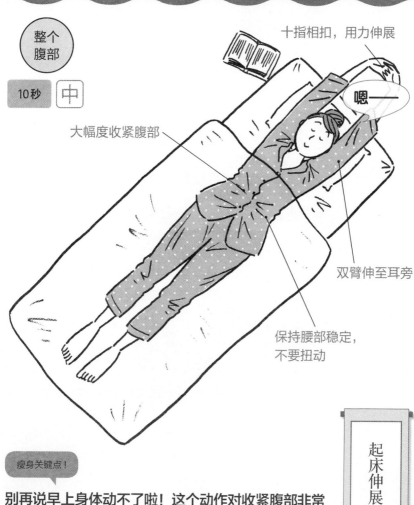

整个
腹部

10秒 中

十指相扣，用力伸展

嗯——

大幅度收紧腹部

双臂伸至耳旁

保持腰部稳定，
不要扭动

起床伸展一寸益

瘦身关键点！

别再说早上身体动不了啦！这个动作对收紧腹部非常有效

　　早上起床时，将手臂和腿部用力伸直，让腹部充分伸展，这个动作对收紧腹部非常有效。伸展后试着说一句"啊，睡得真香"，你会发现早起变得非常轻松。推荐起床困难户试试这个动作。

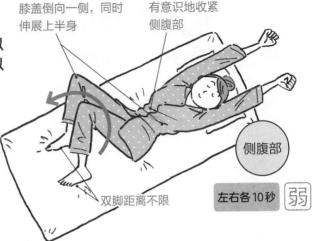

膝盖倒向一侧，同时
伸展上半身

有意识地收紧
侧腹部

收紧侧腹部不仅可以塑造马甲线，还可以有效塑造腰部曲线

膝盖向一侧倾倒的同时伸展上半身，以侧腹部为重点收紧腹部。这个动作不仅适用于想要塑造马甲线的朋友，也适用于那些想要缩小腰围或缓解腰部疲劳的朋友。

侧腹部

双脚距离不限

左右各10秒 弱

注意！

不要依靠惯性伸展

想要塑造平坦的腹部，就要注意不要依靠惯性伸展，而是有意识地时刻保持"笔直拉伸"状态。腹部鼓起、腰部拱起、手臂未完全伸直等都会削弱练习效果。

双臂抬起

腰部拱起

躺着做，更轻松

"挺直后背，收紧腹部"，这个动作听起来很简单，但实际上几乎没人能一开始就做到。更常见的情况是过度后仰导致腹部没有发力。

而如果你躺下来，地球引力会帮你解决这个问题，让你更容易伸展手臂，同时轻松收紧腹部。

这个动作也适用于纠正肩关节僵硬等姿势问题。你会发现，平躺时能够轻而易举地挺直身体。

研究表明，当背部充分伸展时，肌肉受到刺激，会将信息传递给大脑，从而使大脑产生"精力充沛"的错觉。这个动作绝对值得一试！

3

清晨的秘密健身术

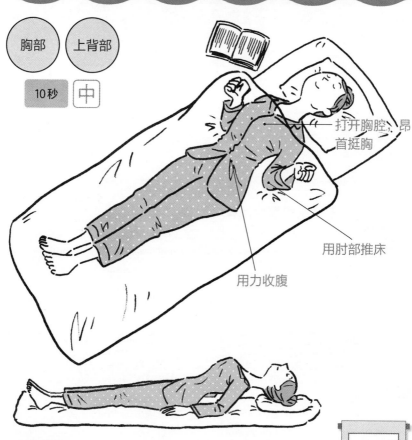

胸部 上背部

10秒 中

——打开胸腔，昂首挺胸

用肘部推床

用力收腹

瘦身关键点！

改善圆肩的同时还能提胸

　　肘部推床的同时抬高胸部，这一动作能有效锻炼肩胛骨区域的肌肉。随着年龄增长，拉动肩部的肌肉力量减弱，很容易导致圆肩及腹部松弛。锻炼背部肌肉不仅能够改善体态，还能顺便塑造挺拔胸线，一举两得！

让你的胸部更加健康

4

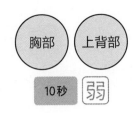

这样也可以！

手掌和前臂向下推会比较轻松

当背部力量不足时，做前一个练习或许会感到吃力。这时可以放下前臂，将手掌和前臂向下推，从而降低难度，不要勉强。

胸部　上背部

10秒　弱

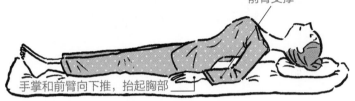

张开手臂，前臂支撑

手掌和前臂向下推，抬起胸部

提升效果！

抬高双腿，有效锻炼下腹部

在肘部推床的基础上，抬高双腿，便可以锻炼到背部至下腹部区域。如果觉得有困难，也可以尝试交替抬腿。若感到腰部有负担，切记不要勉强。

胸部　整个背部　小腹

10秒　强

抬高双腿

双肘支撑，抬头挺胸

用力收腹

移开枕头可以进一步增加锻炼强度

跳出思维框架，逆向思考助你轻松达成目标

提升胸线有两种方法：一是直接锻炼胸部肌肉，二是强化背部肌肉以支撑胸部。

尽管俯卧撑是公认的锻炼胸部肌肉、提升胸线的方法，但从背部肌肉着手或许更为有效。

适当锻炼背部肌肉不仅能减少腹部脂肪、改善体态，还能缓解肩颈疼痛，一举数得。如果觉得文中介绍的胸线提升动作有难度，不妨选择其他场景中相对轻松的动作。

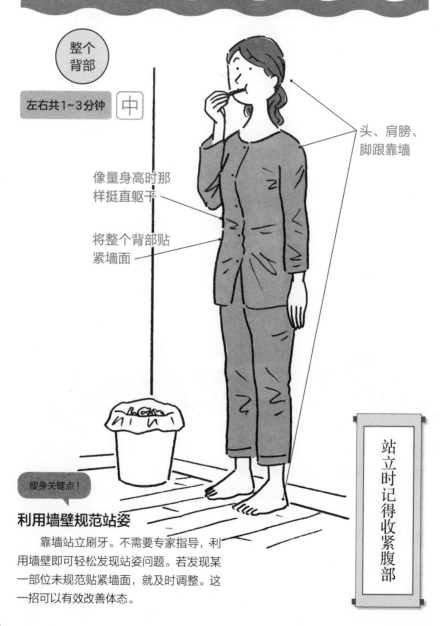

饭后也能做！

刷牙的同时治驼背

整个
背部

左右共1~3分钟 中

头、肩膀、
脚跟靠墙

像量身高时那
样挺直躯干

将整个背部贴
紧墙面

瘦身关键点！

利用墙壁规范站姿

　　靠墙站立刷牙。不需要专家指导，利
用墙壁即可轻松发现站姿问题。若发现某
一部位未规范贴紧墙面，就及时调整。这
一招可以有效改善体态。

站立时记得收紧腹部

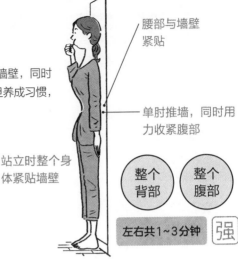

提升效果！

精准打击讨厌的小肚腩

　　用空出来的那只手的肘部轻推墙壁，同时收紧腹部。别看这个动作简单，一旦养成习惯，保证你的体态和身材都会变好。

腰部与墙壁紧贴

单肘推墙，同时用力收紧腹部

站立时整个身体紧贴墙壁

整个背部　　整个腹部

左右共1~3分钟　强

注意！

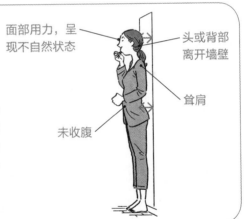

面部用力，呈现不自然状态

头或背部离开墙壁

耸肩

未收腹

这种姿势是无效锻炼

　　过度专注于推墙，往往会导致头部或腰部离开墙壁。如果用肘部推墙时感觉力量都集中在肩膀上的话，可以试着将肩膀和手臂整个贴在墙上。

有墙就能练

　　这个动作的妙处在于，只要有一面墙，随时随地都能练习。

　　请务必试试看！最先感到困难的地方正是你的弱点所在。如果发现自己很难站直或站稳，那就意味着维持站姿所需的肌肉力量较弱，迟早会对关节造成额外负担。

　　如果靠墙站时感到不适，或者头或背部碰不到墙壁，现在就是你改变的良机。要想十年后自己精力充沛、不受肩颈僵硬和腰痛困扰，现在就应该开始用心保养身体。

告别俯卧撑！
刷牙期间消除手臂赘肉

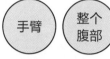

手臂　整个腹部

左右共
30秒~3分钟　中

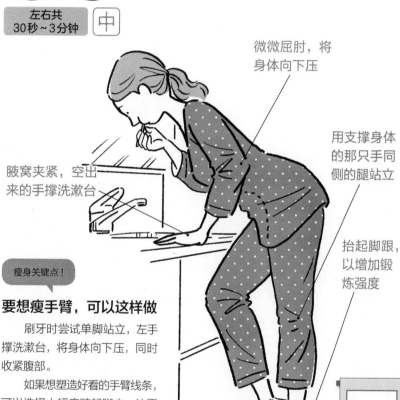

微微屈肘，将身体向下压

用支撑身体的那只手同侧的腿站立

抬起脚跟，以增加锻炼强度

腋窝夹紧，空出来的手撑洗漱台

愿穿无袖上衣时不再紧张

将脚放在另一只脚上

瘦身关键点！

要想瘦手臂，可以这样做

　　刷牙时尝试单脚站立，左手撑洗漱台，将身体向下压，同时收紧腹部。

　　如果想塑造好看的手臂线条，可以选择大幅度踮起脚尖，让更多体重压在左臂上，但这可能让你很难坚持；若目标是减脂，则可以选择较为轻松的踮脚幅度，这样可以持续锻炼直至刷牙完成。在公司或其他公共场合，若担心引人注目，可改为双脚站立进行。

这样也可以！

试着推墙，收紧手臂后侧

手扶墙壁，单脚站立，以增加手臂所承受的自身体重。离墙壁越远，锻炼强度越大。

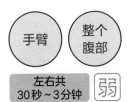

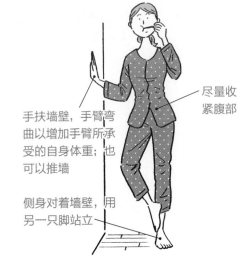

尽量收紧腹部

手扶墙壁，手臂弯曲以增加手臂所承受的自身体重；也可以推墙

侧身对着墙壁，用另一只脚站立

手臂　整个腹部

左右共
30秒~3分钟　弱

提升效果！

如果想增强腹部锻炼效果，可以尝试这样做

刷牙时单手撑洗漱台，手脚间距越远，锻炼强度越大。

在感觉良好时，可以挑战这一姿势。日常可以借助墙壁进行练习。如果洗漱台湿滑，可能会因手滑而产生危险，请务必注意安全。

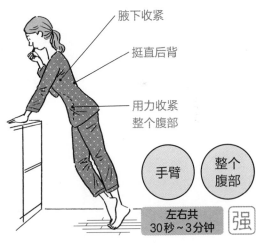

腋下收紧

挺直后背

用力收紧整个腹部

手臂　整个腹部

左右共
30秒~3分钟　强

刷牙时间别浪费

据说刷牙要刷满3分钟才能彻底清洁牙齿。

既然刷牙不需要动脑，何不利用这段时间做些有益的小事呢？拿我自己来说，我从来不会呆站着只是刷牙。

上文提供了三种不同难度的动作，针对瘦手臂和腹部。鉴于刷牙是每日常规活动，因此请选择那些易于执行、容易坚持的动作。

建议大家根据当天的心情灵活选择锻炼方式，如果想锻炼腹部和手臂，可以试着挑战难度更高的动作。

9

今年一定要穿上心仪的泳装！

洗脸期间瘦小腹

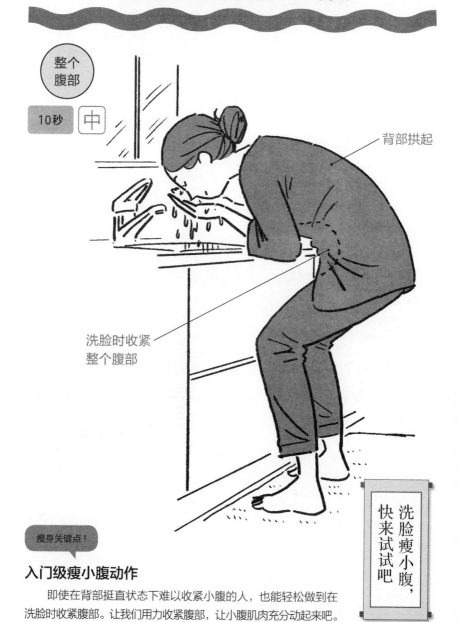

整个
腹部

10秒 中

背部拱起

洗脸时收紧
整个腹部

洗脸瘦小腹，
快来试试吧

瘦身关键点！

入门级瘦小腹动作

即使在背部挺直状态下难以收紧小腹的人，也能轻松做到在洗脸时收紧腹部。让我们用力收紧腹部，让小腹肌肉充分动起来吧。

这样也可以！

腰痛也能做

　　双膝倚靠洗漱台，双肘撑在洗漱台上，保持收腹状态，以减少洗脸时腰部的压力。建议尽可能保持收腹状态直到洗完脸。

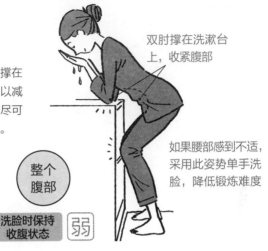

双肘撑在洗漱台上，收紧腹部

如果腰部感到不适，采用此姿势单手洗脸，降低锻炼难度

整个腹部

洗脸时保持收腹状态 弱

提升效果！

目标：瘦全身

　　洗脸时下蹲，保持收腹状态。这个动作可以同时锻炼上半身和下半身，十分推荐下半身力量薄弱的人尝试。

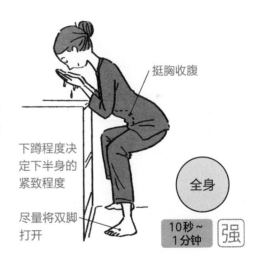

挺胸收腹

下蹲程度决定下半身的紧致程度

尽量将双脚打开

全身

10秒~1分钟 强

预防腰痛，同时锻炼小腹

　　洗脸时收腹，不仅有助于减少腹部脂肪，还能有效预防腰痛。

　　收腹时，控制腹部轮廓的肌肉会收紧，就像治疗腰痛的护腰带一样，给腰部以支撑，帮助我们预防腰痛。

　　洗脸时背部会自然弯曲，让我们能够轻松收腹。可以根据个人需求，选择一种合适的洗脸姿势。

　　因为曾深受腰痛之苦，所以我会时时根据腰部的疲劳程度调整洗脸姿势。

1

擅长规划的人
vs
不擅长规划的人

"不瘦××斤绝不去聚餐"，会设定这种极端目标的人，往往瘦不下来。确切来说，这类人可能在短期内成功减重，但反弹的概率很高。

目标明确看似是好事，但它并不适用于瘦身。将减肥视为终点的人，一旦目标达成就容易放松警惕，从而导致体重反弹。

瘦身成功的人往往会选择设定一些切实可行的小目标，并专注于那些有助于瘦身的日常行为，比如"吃饭只吃八分饱"等。只要长时间坚持这些简单的行动，就能降低反弹的风险，达到显著的瘦身效果。

第 2 章

家务

融入家务中的

瘦身日常动作

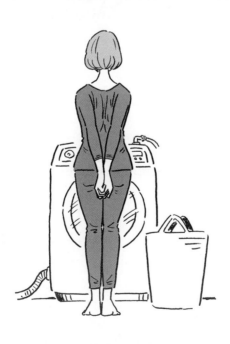

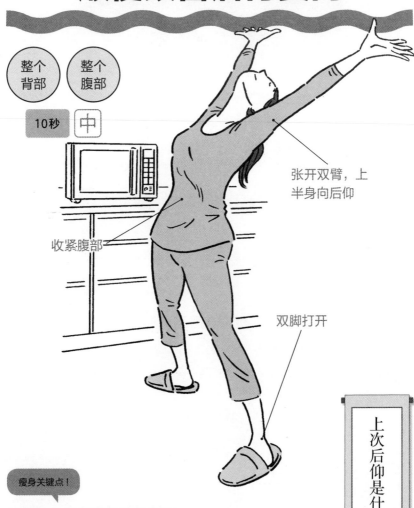

饭前先消耗点热量！

等微波炉加热食物时，
顺便改善后背赘肉

整个背部　整个腹部

10秒　中

张开双臂，上半身向后仰

收紧腹部

双脚打开

上次后仰是什么时候

瘦身关键点！

从背部入手对付松垮的腹部

大幅度张开双臂，上半身向后仰。日常中我们很少后仰，因此背部和腰腹部肌肉容易变得僵硬。后仰时，腹部会被拉直，从而难以收紧。此时如果刻意收腹，对抗松弛的效果会更好。

腰部不适的人请看这里

　　双脚大幅度分开，双手扶在腰臀附近，上半身向后仰，同时用力收紧腹部。久坐腰酸时做这个动作，可以促进血液循环，有效缓解腰部疲劳。

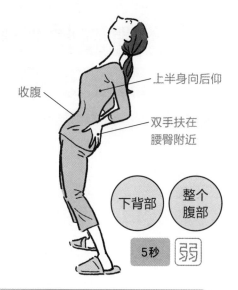

上半身向后仰

收腹

双手扶在腰臀附近

下背部　　整个腹部

5秒　弱

注意！

留心腰部的不适感

　　每个人情况不同，有的人弯腰时会觉得难受，有的人后仰会感到很不适，也有人能轻松弯腰和后仰。关键是要听身体的，如果做起来感觉很舒服，做完后腰也更放松了，那就可以放心去做。

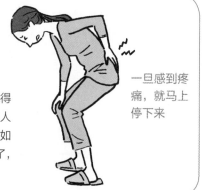

一旦感到疼痛，就马上停下来

后仰身体，保养背部

　　等待微波炉加热食物的时候，你会不会觉得时间被浪费掉了？其实等的时间也有意义，不妨利用它来改善身体。

　　随着年龄增长，腰背很可能向前弯曲。

　　这是因为我们的视线总是朝向前方，并且生活中的大多数活动都会使我们的身体前倾。

　　而身体后仰，正是保养背部的绝佳方式。这一动作可以同时锻炼腹部和背部肌肉，有利于塑造紧实腹部，打造苗条、灵活、健康的身体。

饭前先活动下手臂！

等微波炉加热食物时，顺便改善手臂赘肉

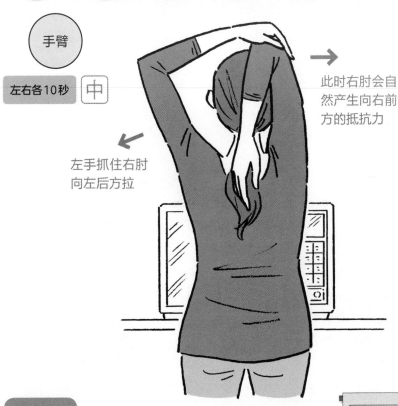

手臂

左右各10秒　中

此时右肘会自然产生向右前方的抵抗力

左手抓住右肘向左后方拉

瘦身关键点！

手臂后侧撕裂般的紧绷感，对抗松弛很有效

　　举起右臂，弯曲肘部，左手将右肘向左后方拉动。肘部会自然产生抵抗力。这个动作有助于紧致手臂。拉伸完单侧手臂后，不妨通过触摸比较一下两侧手臂的后侧。如果感觉到拉伸过的手臂后侧变得紧致，就说明动作做得到位。换另一只手臂做同样的动作。

挥之不去的手臂赘肉啊

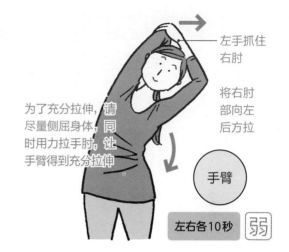

这样也可以！

充分拉伸，紧致度会不一样

抓住肘部，让手臂后侧得到更充分的拉伸。单独做这个动作也很不错，但如果在其他手臂练习后进行，将产生协同效应，使紧致效果更加明显。

为了充分拉伸，请尽量侧屈身体，同时用力拉手肘，让手臂得到充分拉伸

左手抓住右肘

将右肘部向左后方拉

手臂

左右各10秒　弱

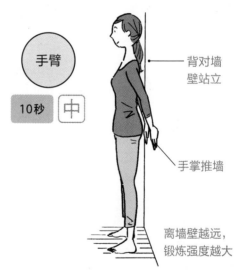

提升效果！

一个巧用墙面的手臂锻炼动作

双手于身后推墙。这个动作的优点在于只要有墙壁，随时随地都能做，并且不会引人注目。可以在短时间内用力推墙，想要燃脂的话可以尽量多坚持一会儿。

手臂

10秒　中

背对墙壁站立

手掌推墙

离墙壁越远，锻炼强度越大

不常活动的手臂后侧更易堆积脂肪

脂肪容易在手臂后侧堆积，而大块肌肉则多见于手臂前侧。

这种情况源自手臂使用频率的差异。手臂前侧肌肉在手臂弯曲时工作，而后侧肌肉则在手臂伸展时发挥作用。一旦了解了这一点，接下来只需找机会多活动手臂后侧肌肉。

我个人在等待时常做后推墙的动作来锻炼手臂后侧肌肉。做动作时表情要保持自然。想要不引人注目，这一点很重要。

17

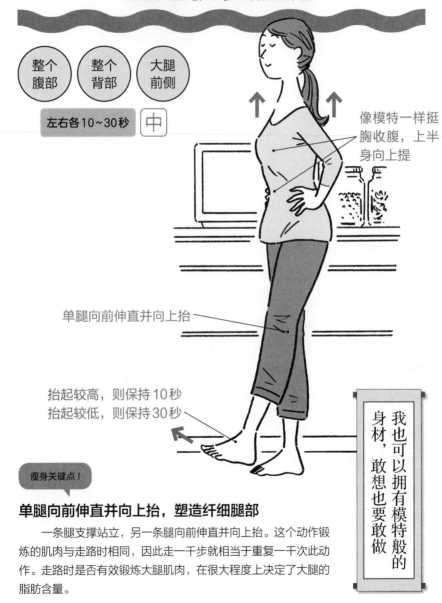

尽情享受自己的小世界！

等微波炉加热食物时，塑造优美腿形

整个腹部　整个背部　大腿前侧

左右各10~30秒　中

像模特一样挺胸收腹，上半身向上提

单腿向前伸直并向上抬

抬起较高，则保持10秒
抬起较低，则保持30秒

我也可以拥有模特般的身材，敢想也要敢做

瘦身关键点！

单腿向前伸直并向上抬，塑造纤细腿部

　　一条腿支撑站立，另一条腿向前伸直并向上抬。这个动作锻炼的肌肉与走路时相同，因此走一千步就相当于重复一千次此动作。走路时是否有效锻炼大腿肌肉，在很大程度上决定了大腿的脂肪含量。

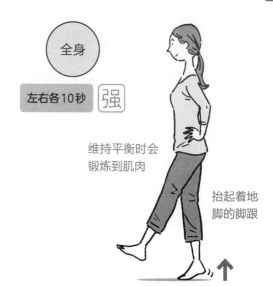

全身

左右各10秒 强

维持平衡时会
锻炼到肌肉

抬起着地
脚的脚跟

提升效果！

上半身力量不足会增加下半身关节负担

一条腿向前伸直并上抬，同时抬起着地脚的脚跟。这个动作可以强化大步伐行走时所用到的肌肉。当上半身力量较弱时，大步快速行走可能会对髋关节和膝盖造成负担，因此步行时，比起抬高腿部，更重要的是努力将上半身向上提。

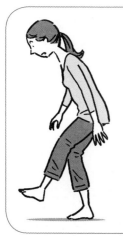

注意！

依赖重力行走是下半身肥胖的罪魁祸首

当上半身缺乏足够的力量来向上提升时，便无法充分调动腿部肌肉，从而导致腿部脂肪的堆积。

这不仅会导致下半身变胖，还会给人一种步伐拖沓无力的感觉，久而久之腿形便会受到影响，膝盖等部位也容易疼痛。

想象自己拥有紧致双腿，步伐轻快有力

仅仅是一条腿站立，另一条腿前伸，都已经站不稳了。

这种情况可能会让人感到沮丧，失去锻炼的动力。但试想一下，无论是学习、跳舞、唱歌还是玩游戏，没有什么技能是我们生来就会的。

成年后，我们可能会对不擅长的事情感到畏惧，产生逃避心理。但请记住，不擅长正意味着有巨大的成长空间。想象自己拥有紧致双腿，步伐永远轻快有力。带着这份期待开始练习吧。

现在可不是用洗碗机的时候！

洗碗可以锻炼臀部肌肉哦

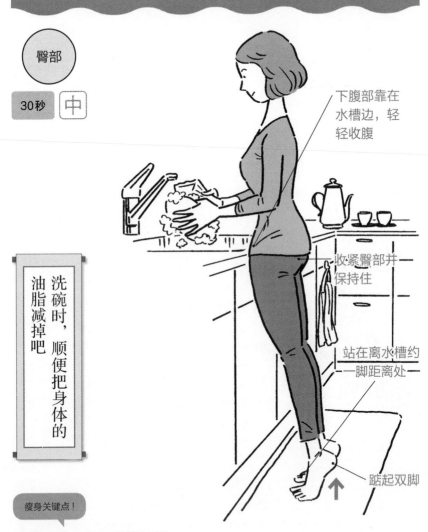

臀部

30秒 中

洗碗时，顺便把身体的油脂减掉吧

下腹部靠在水槽边，轻轻收腹

收紧臀部并保持住

站在离水槽约一脚距离处

踮起双脚

瘦身关键点！

收紧腹部，提臀效果倍增

　　将下腹部轻靠在水槽边，站在稍远一些的位置，然后踮起脚尖。当你收紧腹部，臀部就会自然上提。尝试一下，你就能感受到收腹的妙处了。

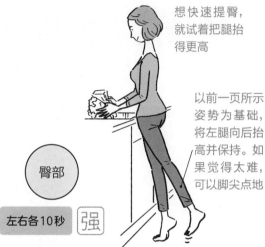

快速提升臀线，试试这个动作

以前一页所示姿势为基础，将左腿向后抬高，提臀效果会更好。此时腿部重量会压迫到臀部，让人感觉有些吃力。如果觉得太难，可以脚尖点地。后方有墙时，也可以尝试后脚推墙。

想快速提臀，就试着把腿抬得更高

臀部

以前一页所示姿势为基础，将左腿向后抬高并保持。如果觉得太难，可以脚尖点地

左右各10秒 强

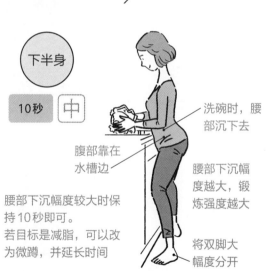

这样也可以！

比深蹲更简单！想瘦下半身就看这里

洗碗时，腹部靠着水槽边，同时半蹲。这个动作主要锻炼大腿内侧和臀部，有助于瘦下半身。做的时候试着摸一下在意的部位，如果有紧绷感，那就对了。

下半身

10秒 中

洗碗时，腰部沉下去

腹部靠在水槽边

腰部下沉幅度越大，锻炼强度越大

腰部下沉幅度较大时保持10秒即可。
若目标是减脂，可以改为微蹲，并延长时间

将双脚大幅度分开

洗碗时无须动脑，最适合锻炼了

与烹饪相比，洗碗时不需要动脑，可以轻松完成。如果平时没时间锻炼，不如趁洗碗时快速动一动吧。

个人觉得洗碗时是极好的锻炼时机，上文介绍的动作非常值得一试。它们简单易行，但效果显著。

以为洗完了，结果还要等好久！

等待洗衣机脱水时，顺便脱一下脂肪吧

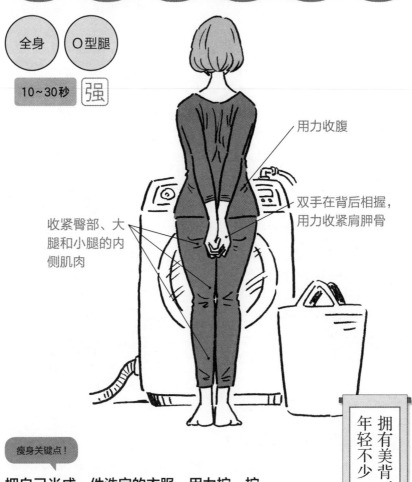

全身　O型腿

10~30秒　强

用力收腹

双手在背后相握，用力收紧肩胛骨

收紧臀部、大腿和小腿的内侧肌肉

拥有美背，自然年轻不少

瘦身关键点！

把自己当成一件洗完的衣服，用力拧一拧

　　这个动作会同时收紧肩胛骨、收腹、收紧下半身，因此它对改善不良体态非常有效。每个部位的力量运用都很重要，但你也可以根据自身需要，重点锻炼那些你最想改善的部位。

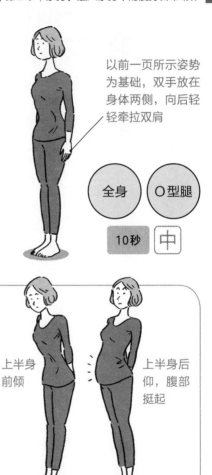

这样也可以！

一生都能练的锻炼动作，塑造优美体态

如果只能选一个动作来改善体态，那么我推荐你每天坚持做右图所示的动作。在外练习时，记得管理好表情。

以前一页所示姿势为基础，双手放在身体两侧，向后轻轻牵拉双肩

全身 〇型腿

10秒 中

注意！

避免身体前后摇晃

如果身体摇晃，即使用力收紧肌肉，效果也会大打折扣。试着想象自己紧贴一面墙，保持稳定。

上半身前倾

上半身后仰，腹部挺起

用尽全力保持30秒，或用较小的力持续更长时间

这个动作可以随时随地进行。

不过也正因如此，反而可能忘记要去做。

建议你选在特定的场景来做这个动作。我自己的话，除了在等待洗衣机脱水期间做，也会在等红绿灯时做。

当身体各部位一起用力收紧时，坚持30秒钟可能相当吃力，你也可以选择用较小的力，持续更长时间。

这个动作能够锻炼全身，特别适合那些新陈代谢放缓的朋友完成。

23

愿洗衣机里的衣物穿起来变宽松！

在洗衣机前瘦腹部

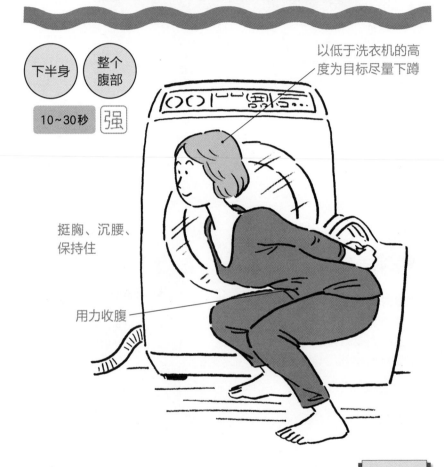

下半身　整个腹部

10~30秒　强

以低于洗衣机的高度为目标尽量下蹲

挺胸、沉腰、保持住

用力收腹

肥肉快离开我吧

瘦身关键点！

摆出使用蹲厕时的姿势

　　这是一个将上半身重量施加给下半身的动作，特别适合那些担心腹部和下半身松弛的人做。因为随着坐便器的普及，现代人的腰腿力量逐渐弱化，因此下蹲动作还是很有价值的。

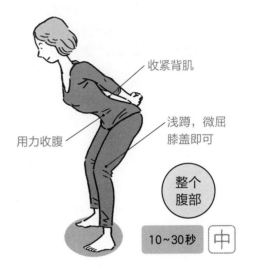

这样也可以！

减小下蹲幅度

适度下蹲，下半身就不会太吃力，从而有余力来收紧背部肌肉和腹部。此动作的强度与下蹲深度直接相关，请根据自身情况调整，不要勉强。如果担心膝盖或腰部受伤的话，也可以尝试靠墙进行。

收紧背肌

浅蹲，微屈膝盖即可

用力收腹

整个腹部

10~30秒 中

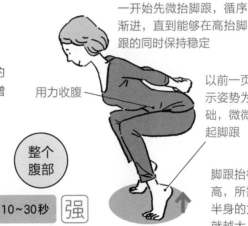

提升效果！

脚跟抬起

无论什么动作，在坚持的过程中，肌肉力量都会逐渐增强，最终使身体紧致。

一开始先微抬脚跟，循序渐进，直到能够在高抬脚跟的同时保持稳定

用力收腹

以前一页所示姿势为基础，微微抬起脚跟

脚跟抬得越高，所需下半身的力量就越大

整个腹部

10~30秒 强

下蹲、扎稳、收住

下蹲动作中最有名的是深蹲，深蹲能够锻炼到全身，是一个非常有效的动作。但我个人没有做深蹲练习，主要是因为我不喜欢频繁地蹲下和站起，觉得很麻烦。

我想，尽管生活中并不需要短时间内频繁蹲下和站起，但保持自如下蹲的能力还是很重要的，并且我也想拥有紧致的下半身。于是我选择了"下蹲、扎稳、收住"这个动作。

下蹲的深度将直接影响锻炼的强度及锻炼的部位。随着练习的深入，腹部将会变得更加紧致，整个下半身也将更加结实。

每天都想洗衣服！

晾衣的同时锻炼胸部肌肉

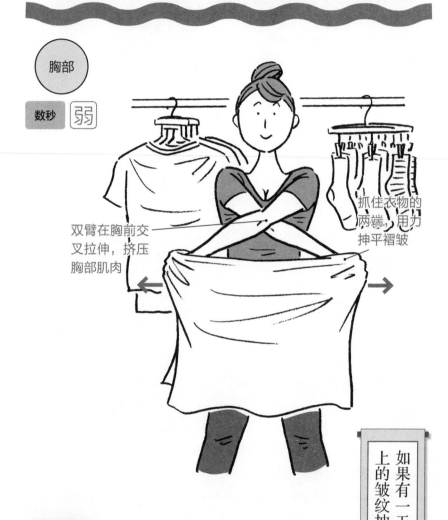

胸部

数秒 弱

双臂在胸前交叉拉伸，挤压胸部肌肉

抓住衣物的两端，甩力抻平褶皱

如果有一天可以把脸上的皱纹抻平就好了

瘦身关键点！

有效锻炼胸部肌肉

抻平衣服上的褶皱时，不妨试试双臂在胸前交叉再用力，这样可以有效锻炼胸部肌肉，还能缓解肩颈僵硬。

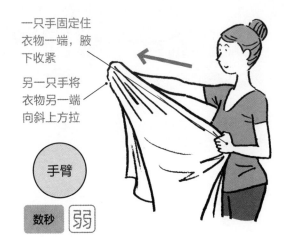

一只手固定住
衣物一端，腋
下收紧

另一只手将
衣物另一端
向斜上方拉

手臂

数秒 弱

这样也可以！

不需要熨斗，抻平褶皱

晾衣服的时候，我们常常会轻轻抻一下褶皱，此时刚好会用到手臂内侧肌肉。

不过，轻轻拉的话力量是不够的，关键在于最后要用力抻一下，记得左臂和右臂一起用力。

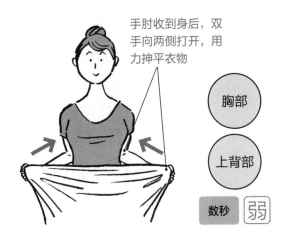

手肘收到身后，双
手向两侧打开，用
力抻平衣物

胸部

上背部

数秒 弱

这样也可以！

从背部着手提升胸部线条

抻平衣物时挺胸这个动作会使肩胛骨收紧，适当使劲能够让肩关节更加灵活。

想要提升胸线，与其直接锻炼胸部，先锻炼背部会更有效。

▌其实很有趣

洗完的衣物直接晾起来的话，干了之后很容易变得皱巴巴的。虽然抻平后再晾晒有些费工夫，但这样做后衣服无须熨烫，还能节省电费。

上文介绍的三种动作，每一种都可以依据当天的心情，任意搭配收腹或提臀等动作。

我个人喜欢边听音乐边晾衣物。

试一下吧，你会发现特别有意思。当然，兴致勃勃晾衣物时，别忘了控制好力度，不要扯破衣服。

不花钱收获堪比在健身房锻炼的效果！

吸尘器——腿部塑形的好帮手

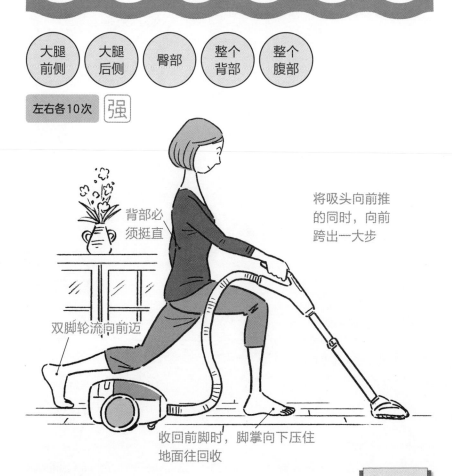

大腿前侧　大腿后侧　臀部　整个背部　整个腹部

左右各10次　强

背部必须挺直

将吸头向前推的同时，向前跨出一大步

双脚轮流向前迈

收回前脚时，脚掌向下压住地面往回收

瘦身关键点！

大腿塑形，强健腰腿

用吸尘器打扫时，将一只脚向前大幅度迈出，同时保持背部挺直。这个动作将前箭步蹲融入其中。感觉站不稳的话，可以适当减小腰部下沉的幅度。

省下来的健身费该怎么花

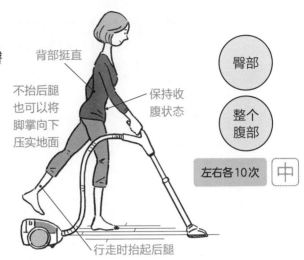

这样也可以！

打扫卫生，顺便提臀

操作吸尘器时，试着抬高后腿。这个动作与伸髋运动几乎锻炼完全相同的肌肉部位，后者是一种在躺卧状态下高抬腿的腹部训练。进行时记得挺直背部，不要驼背。

背部挺直

不抬后腿也可以将脚掌向下压实地面

保持收腹状态

行走时抬起后腿

臀部

整个腹部

左右各10次 中

做这种姿势很难不腰痛！

注意！

那些用完吸尘器后觉得腰酸背痛的人，长时间下去腰痛得厉害，也不足为奇。而一些人只不过在用吸尘器时挺直背部，就摆脱了腰痛的困扰。只要在使用吸尘器时注意时刻挺直背部，就能大幅减轻操作后的腰背疲劳。

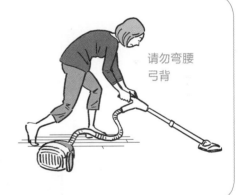

请勿弯腰弓背

不喜欢打扫的人也务必试试

在打扫吸尘时做上文推荐的动作，不仅能保持房间清洁，还能获得额外的好处。那些不太喜欢打扫的朋友，不妨试试增加吸尘的次数。

上文推荐的动作和健身教练必教的训练动作几乎锻炼完全相同的肌肉。

想要增肌、练臀，就需要使用哑铃等器械进行负重训练；但身体塑形的话，利用好自身体重就足够了。目标是塑造清晰的肌肉线条而非增肌的话，选择适中的强度效果反而会更好。

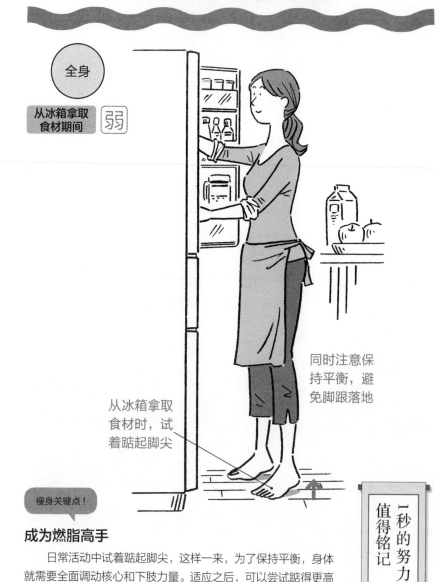

只做1秒都有效！

利用冰箱燃脂

全身

从冰箱拿取
食材期间 **弱**

同时注意保
持平衡，避
免脚跟落地

从冰箱拿取
食材时，试
着踮起脚尖

瘦身关键点！

一秒的努力也
值得铭记

成为燃脂高手

　　日常活动中试着踮起脚尖，这样一来，为了保持平衡，身体
就需要全面调动核心和下肢力量。适应之后，可以尝试踮得更高
一些。坚持练习，你会惊喜地发现自己在进步，也能看到身体的
变化。

这样也可以！

巧用抽屉，轻松瘦腹

拉出冰箱抽屉时收紧腹部，提高腹部肌肉的紧实度，摆脱小肚腩。

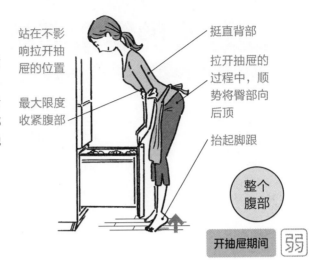

站在不影响拉开抽屉的位置

最大限度收紧腹部

挺直背部

拉开抽屉的过程中，顺势将臀部向后顶

抬起脚跟

整个腹部

开抽屉期间 弱

提升效果！

高抬腿对腰部很友好

上半身前倾，同时将一条腿向后抬起，这个动作能有效锻炼腹部和臀部。

不知道大家有没有见过高尔夫球手捡球，球手会将上半身大幅前倾，一条腿向后抬起。虽然看上去有些夸张，但其实这种姿势对腰部十分友好。记得两侧都要练习。

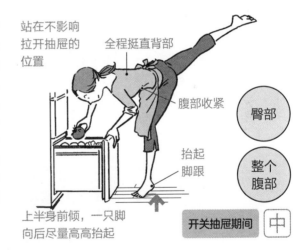

站在不影响拉开抽屉的位置

全程挺直背部

腹部收紧

抬起脚跟

上半身前倾，一只脚向后尽量高高抬起

臀部

整个腹部

开关抽屉期间 中

无须特意运动，日常动作即可

学生时代，我总被拿来和运动能力超强的姐姐相比，变得很自卑。参加体育活动时总担心拖累队友，跑步也总是垫底，那时的我非常羡慕那些运动健儿，总觉得如果擅长运动的话就能瘦下来。

很长一段时间里，我都被"必须运动"的想法束缚。但现在，我想自信地告诉大家，只需一个简单的日常动作，就能改善你的体形。

千万别小看日常动作，不妨从现在开始尝试，开心地动起来吧！

通过开关窗帘锻炼腹部

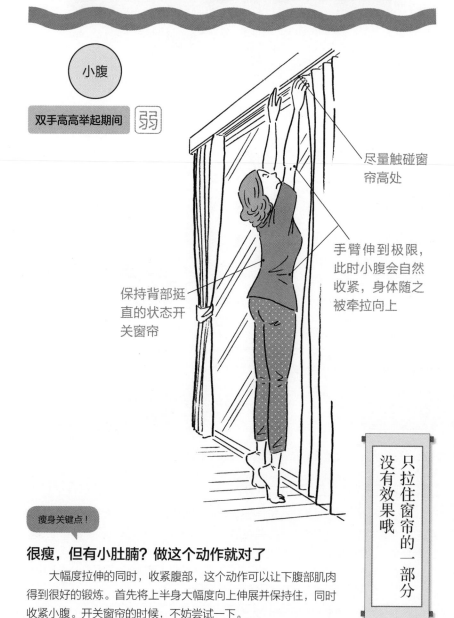

小腹

双手高高举起期间 弱

尽量触碰窗帘高处

手臂伸到极限，此时小腹会自然收紧，身体随之被牵拉向上

保持背部挺直的状态开关窗帘

只拉住窗帘的一部分没有效果哦

瘦身关键点！

很瘦，但有小肚腩？做这个动作就对了

　　大幅度拉伸的同时，收紧腹部，这个动作可以让下腹部肌肉得到很好的锻炼。首先将上半身大幅度向上伸展并保持住，同时收紧小腹。开关窗帘的时候，不妨尝试一下。

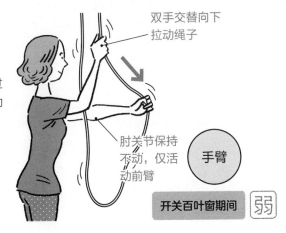

这样也可以！

巧用百叶窗

肘关节保持不动，通过活动前臂拉动绳子。这个动作能有效锻炼手臂肌肉。

双手交替向下拉动绳子

肘关节保持不动，仅活动前臂

手臂

开关百叶窗期间　弱

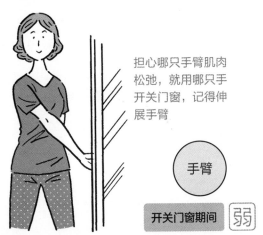

这样也可以！

门窗也是健身器材

开关门窗时伸展手臂，不需要完全伸直，肘部略微放松。另外，大幅弯曲手臂将更多地锻炼到手臂前侧的肌肉。

担心哪只手臂肌肉松弛，就用哪只手开关门窗，记得伸展手臂

手臂

开关门窗期间　弱

用日常动作刺激常被忽视的手臂

几年前曾有一段时期，因为繁忙，再加上没有心情，我很少关注身体的保养，只有外出时会记得收腹。

结果有一次，当我看自己的照片时，惊讶地发现我的手臂上悄悄长出了讨厌的赘肉。

虽然当时有些难过，但也确实拿不出足够的时间来锻炼，大约是今年，我开始做一些锻炼手臂的日常动作。

尝试之后，很快就看到了明显的变化。这让我重新意识到，从什么时候开始锻炼都不算晚。

追求短期快速瘦身的人
vs
希望从长规划稳步瘦身的人

坦白说，我确实很想快速瘦下来。然而很遗憾，那些追求短期快速瘦身的人实际上更难达成目标。同样是减重5kg，花3个月和花1年相比，前者的体重更容易反弹。无论是节食减肥还是运动减肥都是如此。我经常听到有人抱怨说"试了各种方法，但体重就是减不下来""本想减肥，结果更胖了"等。

为何快速瘦身更容易导致体重反弹？尽管我们尚未完全了解其具体机制，但可以推测，对生物体而言，体重下降可能是一种潜在的风险。体重下降得越快，身体就会越努力地试图恢复原状。相比之下，长期渐进式的瘦身方法可能更为有效，因为体重缓慢下降时，身体不易察觉，从而能避免触发身体的防御反应。

第**3**章

工作

融入工作中的

瘦身日常动作

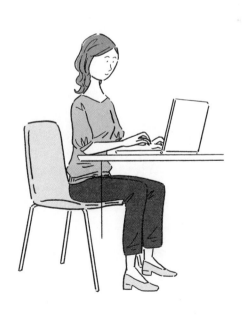

充分利用漫长的工作时间！

办公桌前高效燃脂

整个
背部

整个
腹部

不限时间，随时进行 弱

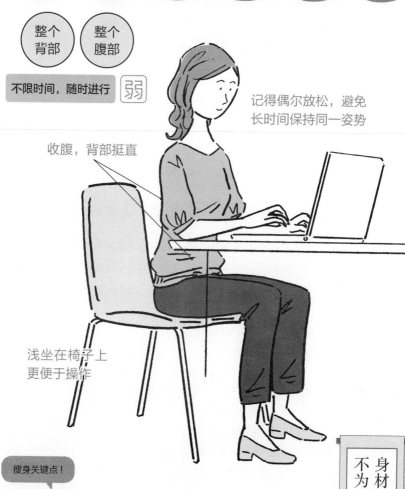

记得偶尔放松，避免
长时间保持同一姿势

收腹，背部挺直

浅坐在椅子上
更便于操作

身材好的人都有
不为人知的秘密

瘦身关键点！

坐着消耗热量

挺直背部，收紧腹部，这样的坐姿能锻炼到更多的肌肉，自
然增加热量消耗。随时注意不要低头或过度前倾头部。可以试着
在保持端正、适度放松和轻微拉伸等不同姿势间灵活切换，帮助
减少疲劳。

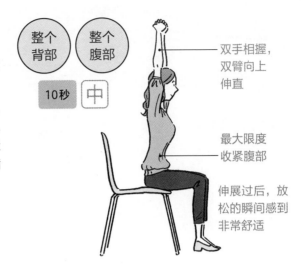

整个背部　整个腹部

10秒　中

双手相握，双臂向上伸直

最大限度收紧腹部

伸展过后，放松的瞬间感到非常舒适

提升效果！

工作一小时至少休息一次

双手握住向上伸展，同时尽可能地收紧腹部。这种拉伸不仅能够刺激紧绷着的肌肉，促进血液循环，还能有效缓解疲劳。

注意！

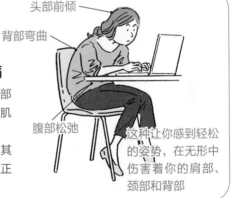

头部前倾

背部弯曲

腹部松弛

这种让你感到轻松的姿势，在无形中伤害着你的肩部、颈部和背部

不良姿势可能导致肩颈酸痛

成人头部重量可达5~7kg。头部过度前倾时，颈部、肩部和背部的肌肉就会承受巨大拉力。

身体出现僵硬、疼痛等情况，其实是一种警示，提醒我们相关部位正承受着过度的压力。

不必时刻保持优雅体态

某位女性的姿态非常优雅，像明星一样。

然而，她经常遭受颈部僵硬和背部疼痛的折磨，严重时还会头痛。即使定期做按摩，但仍然感到非常痛苦。

她之所以感到不适，是因为除了睡觉时，其余时间她都在努力维持优雅的姿态。

长时间刻意保持一个固定的姿势，无异于自我折磨。她的这份毅力确实令人钦佩，但如果以牺牲健康为代价，那就是本末倒置了。所谓过犹不及，正是如此。

努力在背部制造更多肌肉竖纹！

利用椅子练习收紧肩胛骨

整个背部　整个腹部　胸部

10秒　中

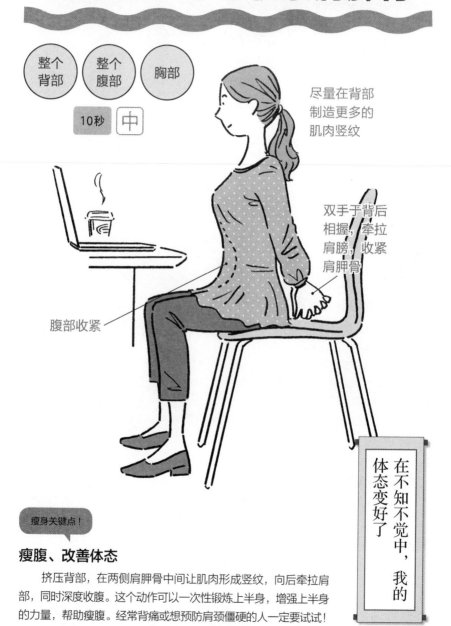

尽量在背部制造更多的肌肉竖纹

双手于背后相握，牵拉肩膀，收紧肩胛骨

腹部收紧

在不知不觉中，我的体态变好了

瘦身关键点！

瘦腹、改善体态

挤压背部，在两侧肩胛骨中间让肌肉形成竖纹，向后牵拉肩部，同时深度收腹。这个动作可以一次性锻炼上半身，增强上半身的力量，帮助瘦腹。经常背痛或想预防肩颈僵硬的人一定要试试！

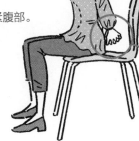

容易不自觉耸肩的人，可以试着在肩膀下沉的状态下，双手在背后相握，手贴着臀部固定住

这样也可以！

背部若缺乏力量，肩膀便会承受压力

如果无法顺畅拉肩，胸腔就难以充分打开，从而形成日常的圆肩。

这也意味着腹部松弛时很难再收紧腹部。

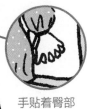

手贴着臀部

注意！

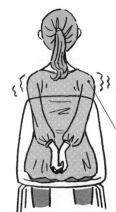

侧对镜子进行自我检查

肩膀无法自如活动，或是老化前兆

无论年龄大小，如果借助手臂力量也无法将肩膀拉向后方，这或许意味着肩膀已经开始老化。

只有正确使用身体，才可以让身体保持健康。

仅仅是双手于背后相握，肩膀并不会向后拉伸

优先考虑拉伸脊柱

如果不知道如何收紧肩胛骨，那么请拉伸肩膀，打开胸腔。

瘦腹既需要"伸展脊柱的力量"，也需要"牵拉肩膀的力量"，但伸展脊柱应放在首位。

同步进行锻炼背部、肩部、腹部等多个部位的动作，其实相当不易。但比起分别锻炼各个部位，这个动作更高效且实际，还能顺便提升胸线。

双手在背后相握时，上半身可能会不自觉地前倾，记住，始终保持脊柱挺直，才能让身体恢复健康。

在等候开会期间自我美容

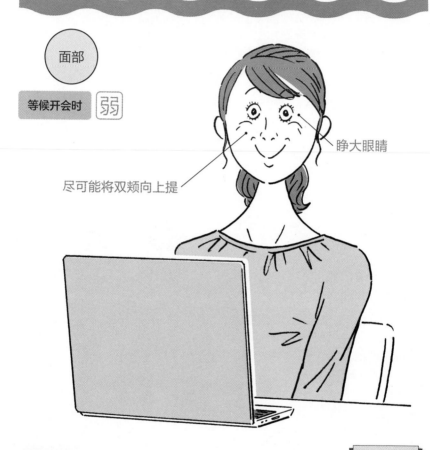

面部

等候开会时 弱

尽可能将双颊向上提

睁大眼睛

瘦身关键点！

利用在线会议开始前的等待时间，改变无精打采的面貌

　　未开启摄像头的等候开会期间，可以尝试睁大双眼，向上提起双颊。这个动作需要动用面部肌肉力量。会议开始时，微微放松面部，保持容光焕发的状态。这种练习可以提升自身形象，或许会让自己的意见更易于被采纳哦！

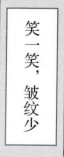

笑一笑，皱纹少

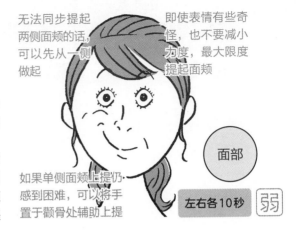

悄悄练，练出清晰下颌线

　　将双颊向上提时，嘴角会随之上扬，从而锻炼微笑时使用的肌肉。

　　如果觉得两侧面颊同时上提有难度，可以先从一侧做起，观察哪种状态下下颌线最清晰，并及时调整上提程度。

无法同步提起两侧面颊的话，可以先从一侧做起

即使表情有些奇怪，也不要减小力度，最大限度提起面颊

面部

如果单侧面颊上提仍感到困难，可以将手置于颧骨处辅助上提

左右各10秒　弱

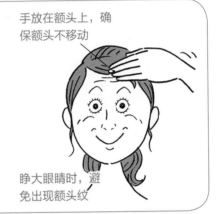

注意！

锻炼面部时的注意事项

　　努力睁大双眼时，可能会不自觉地用到额头的力量，进而导致出现额头纹。如果发现练习时额头容易动，建议用手轻轻按住额头，确保其稳定不动。

手放在额头上，确保额头不移动

睁大眼睛时，避免出现额头纹

提拉面部，形成形状记忆

　　和身体其他部位一样，面部也会根据使用习惯形成记忆。我经常笑得满脸褶，导致20岁时就出现了额头纹。

　　如果你发现自己的面部并不瘦，但皱纹却异常明显，这可能与你的习惯性表情有关。比如，经常生气皱眉的话，眉间肌肉就会更加发达，即使没有生气，看起来也会很凶。

　　日常要注意避免因习惯性表情，让面部形成不良形状记忆。

　　大量研究结果显示，当你像微笑时那样上扬嘴角，大脑会误以为那是快乐的信号。因此不开心的时候也可以试试这个动作哦！

41

会议室中打造紧致腹部

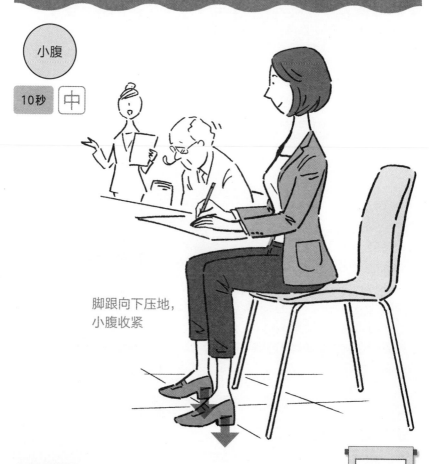

小腹

10秒 中

脚跟向下压地，
小腹收紧

练就平坦小腹，
从脚跟开始

瘦身关键点！

只需要坐着就可以塑造平坦小腹

　　脚跟用力向下压地，同时收紧腹部，挺直脊柱。这个动作可以有效地锻炼平时难以活动到的小腹。只需要用脚跟压地，就能让小腹受力，此时进一步收腹，就能更有效地塑造平坦小腹。可以双脚同步进行，也可以轮流用力。

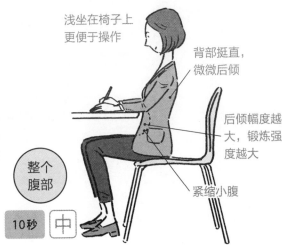

这样也可以！

塑造平坦小腹，比虐腹训练更高效

坐立时上半身微微向后倾斜，同时收紧腹部。这个动作简单易行且不易被察觉，对腹部有极佳的锻炼效果。腰部不适时，请勿勉强。

浅坐在椅子上更便于操作

背部挺直，微微后倾

后倾幅度越大，锻炼强度越大

紧缩小腹

整个腹部

10秒 中

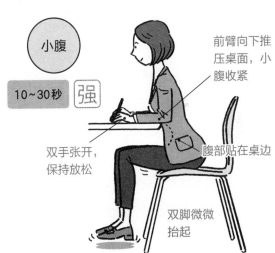

提升效果！

专治瘦不下来的小腹

在桌子下悄悄抬起双脚。这个动作的重点不是抬脚，而是用力收腹，使双脚能够抬起。意识到这一点非常重要。

小腹

10~30秒 强

前臂向下推压桌面，小腹收紧

双手张开，保持放松

腹部贴在桌边

双脚微微抬起

瘦小腹与运动量无关

许多人都在为瘦小腹烦恼。

我见到过大量通过节食瘦身成功但小腹依旧不平坦、高强度虐腹却未见成效的案例。然而我惊讶地发现，事实上即使是运动员，也存在小腹凸出的情况。

瘦小腹的关键不在于运动量，而是运动的种类。

开会时脚跟悄悄向下压地板，这个动作看似与运动无关，实际上却是锻炼目标部位肌肉的有效方式。一起尝试并期待小腹的变化吧！

3

善于自我激励的人
vs
困于消极想法的人

常有人断言自己永远瘦不下来。

哪怕他们有充分的理由，但越是坚信这一点就越难瘦下来。一边声称要减肥，一边却深信自己不可能成功。这相当于在潜意识中植入了"我绝对无法变瘦"的认知，从而限制了身体的潜能发挥。

曾经有位女演员，经过短时间的练习便掌握了舞剑和打台球等连专业人士都觉得难以掌握的技能。面对看似不可能的挑战，她不断告诉自己："我做得到！一定做得到！绝对做得到！"最终，她激发出超乎想象的潜力，就像是创造了奇迹。

尽管科学尚未完全揭示人体的奥秘，但有一点是公认的，即潜意识对人体所能产生的影响是不可估量的。

第 **4** 章

休息

融入休息中的
瘦身日常动作

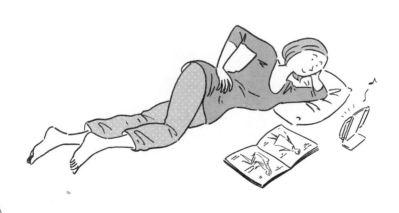

沉迷手机，当心腹部赘肉

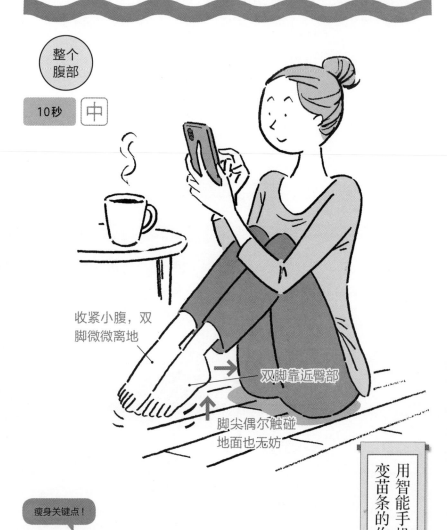

整个
腹部

10秒 中

收紧小腹，双
脚微微离地

双脚靠近臀部

脚尖偶尔触碰
地面也无妨

用智能手机，悄悄
变苗条的你

瘦身关键点！

有效利用看手机的时间

    坐在地上，双膝靠近胸部，双脚微微离地。这个动作需要在
保持平衡的同时收紧腹部，难度稍高。如果觉得摇晃不稳，可以
让脚尖轻微着地来辅助保持平衡。

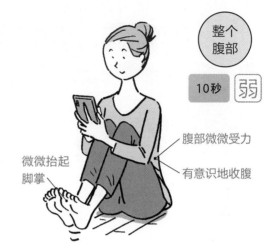

这样也可以！

推荐给想要减少小腹脂肪的你

坐在地板上，双膝靠近胸部，双脚抬起，脚尖朝上，在小腹微微受力的情况下收紧腹部。即使对于腹部力量较弱的人来说，这样做也很容易帮助刺激小腹。动作可以间断着进行，尽量多坚持一会儿。

整个腹部

10秒　弱

腹部微微受力

有意识地收腹

微微抬起脚掌

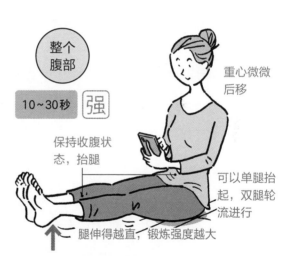

提升效果！

提高腹部收束力，打造平坦小腹

坐在地板上，双腿伸直，然后抬起双腿，同时收紧腹部。这个动作需要在腹部受力的基础上进一步收腹，对于提高腹部收束力非常有效。

整个腹部

10~30秒　强

重心微微后移

保持收腹状态，抬腿

可以单腿抬起，双腿轮流进行

腿伸得越直，锻炼强度越大

简化思维，选择与瘦身目标相符的动作

背部是否挺直？腿有没有伸直？即使做同样的动作，细微的差别都会影响身体负荷的大小以及所使用的肌肉。

不过不必想得太复杂，以符合自己瘦身目标的方式锻炼相应的部位即可。

以腹部为例，不仅要用力，也要坚持收腹。明确好收腹的目标——要塑形还是想燃脂？只要大方向把握住了，就没问题。

心态要像巴黎时装周模特一样！

咖啡馆瘦腰法

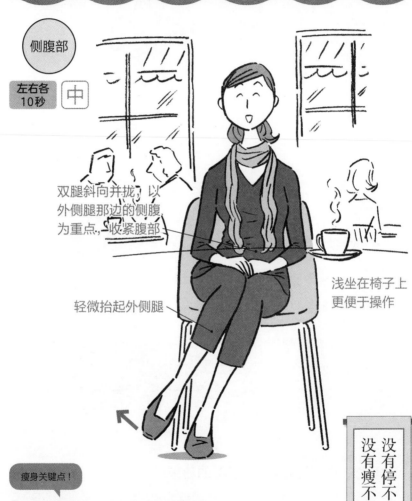

侧腹部

左右各
10秒　中

双腿斜向并拢，以
外侧腿那边的侧腹
为重点，收紧腹部

浅坐在椅子上
更便于操作

轻微抬起外侧腿

瘦身关键点！

没有停不下来的雨，
没有瘦不下来的身

斜向倾斜膝盖，锻炼侧腹部肌肉

　　坐着时双腿斜向并拢，以外侧腿那边的侧腹为重点收紧腹部。
向一侧倾斜膝盖可以更有效地锻炼侧腹部肌肉。不要刻意抬腿，
这个动作的关键在于通过腰部收紧的力量，带动腿部自然抬起。
记得两腿交替练习。

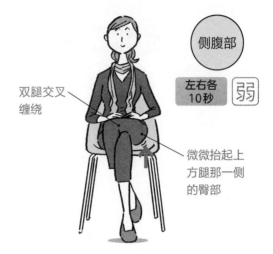

这样也可以！

通过麻花腿坐姿打造小蛮腰

双腿交叉缠绕，然后抬起上方腿那一侧的臀部。腿部交叉有助于保持身体稳定，便于练习。如果觉得很简单的话，可以尝试不交叉双腿，呈二郎腿坐姿，抬臀。

双腿交叉缠绕

侧腹部

左右各 10秒　弱

微微抬起上方腿那一侧的臀部

注意！

姿势不到位会效果不佳

只顾着收腹的话，最后可能会变成右图所示的姿势。不挺直背部的话，效果可能会减半。

动作不到位时，姿势也会变得奇怪，朋友看到可能会感到莫名其妙……

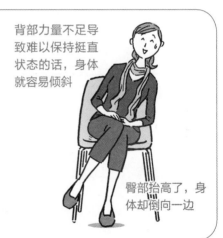

背部力量不足导致难以保持挺直状态的话，身体就容易倾斜

臀部抬高了，身体却倒向一边

控制背部挺直

在时髦精致的咖啡店里，也有可以练习的小动作。

开始练习时，首先要增强控制背部挺直的意识。

这个动作并非要求时刻挺直背部，但那些平时不太注重坐姿的人，如果急于进行抬臀练习但又不挺直背部，姿势看上去可能会很奇怪。

建议先练背部，练到能够轻松保持背部挺直时，再尝试这个动作。这样不仅看上去更自然，练习起来也会更顺畅。

聚会瘦腿两不误~

聚会时悄悄瘦腿

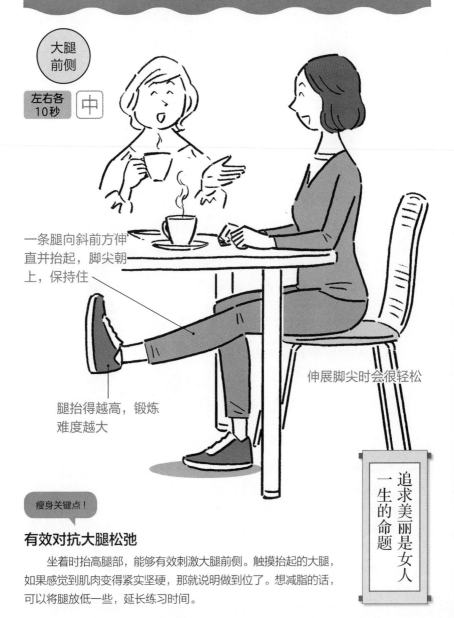

大腿
前侧

左右各
10秒 中

一条腿向斜前方伸
直并抬起，脚尖朝
上，保持住

伸展脚尖时会很轻松

腿抬得越高，锻炼
难度越大

追求美丽是女人
一生的命题

瘦身关键点！

有效对抗大腿松弛

坐着时抬高腿部，能够有效刺激大腿前侧。触摸抬起的大腿，
如果感觉到肌肉变得紧实坚硬，那就说明做到位了。想减脂的话，
可以将腿放低一些，延长练习时间。

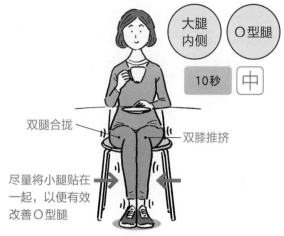

有效改善O型腿、大腿内侧松弛

双腿推挤时，可以锻炼到大腿内侧的肌肉。如果想要改善O型腿或大腿内侧松弛的问题，可以增大推挤力度；如果目标是减少大腿内侧脂肪，则建议长时间推挤，以达到最佳效果。

大腿内侧

O型腿

10秒 中

双腿合拢

双膝推挤

尽量将小腿贴在一起，以便有效改善O型腿

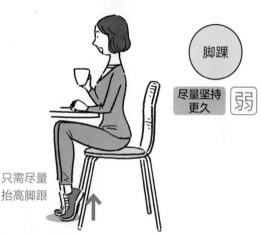

针对瘦不下来的脚踝

高抬脚跟可以紧致脚踝，而此动作不会使小腿承受体重，因此不必担心小腿变粗。脚踝是身体中最不易瘦的部位，需要耐心坚持练习。

脚踝

尽量坚持更久 弱

只需尽量抬高脚跟

想拥有纤细双腿，就要不懈练习

不是聚会也没关系，只要坐在椅子上，随时都能做。

比起腹部或臀部，腿部往往是最难看出锻炼成果的部位。

尽管在日常行走中腿部已经得到了一定程度的锻炼，但是，一旦脂肪堆积，腿部也难以瘦下来。

要想拥有纤细的双腿，关键在于"长时间或频繁地进行刺激"，不急于求成，耐心地坚持。

当身体适应这个练习后，可以尝试加入收腹动作，一举两得。

练习时云淡风轻的你，实际上已经是一位掌握巧妙瘦身动作的高手了。

你一天去几次卫生间？

卫生间是练手臂的好地方

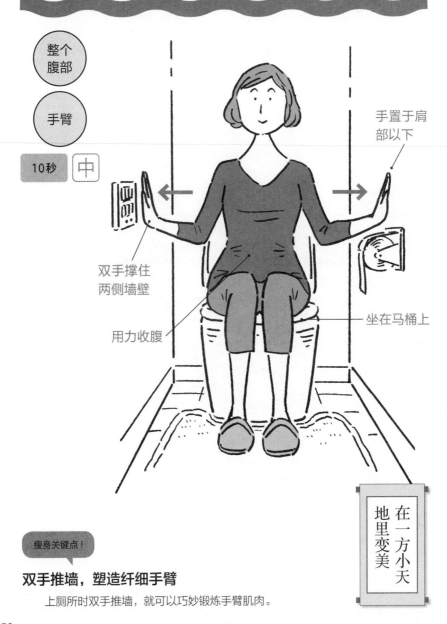

整个
腹部

手臂

10秒 中

手置于肩
部以下

双手撑住
两侧墙壁

用力收腹

坐在马桶上

在一方小天
地里变美

瘦身关键点！

双手推墙，塑造纤细手臂

上厕所时双手推墙，就可以巧妙锻炼手臂肌肉。

52

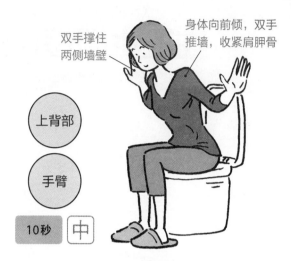

有效改善肩部前倾及驼背

　　坐在马桶上，身体向前倾，同时双手推墙。

　　通常建议将手放在稍低于肩膀的位置，但具体还需根据到墙壁的实际距离和臂长来调整，重要的是要找到一个能充分活动肩胛骨的位置。

双手撑住两侧墙壁

身体向前倾，双手推墙，收紧肩胛骨

上背部

手臂

10秒　中

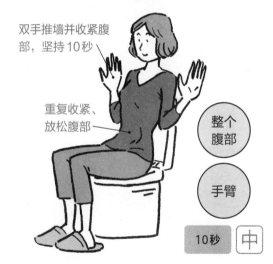

便秘人士也能实现排便通畅

　　上厕所时间较长、有便秘倾向的人，建议尝试后仰推墙。

　　练习时最好保持收腹，但如果主要目的是促进排便，则可以选择不收腹，而是用力推墙，给腹部施加一定的压力。

双手推墙并收紧腹部，坚持10秒

重复收紧、放松腹部

整个腹部

手臂

10秒　中

放在卫生间的镜子和玩偶将成为你的得力助手

　　走进卫生间时，人们常常会忘记要做的事情。因此，我在马桶的正对面安装了一面镜子。虽然一开始觉得有点不自在，但它确实能提醒我练习日常动作。

　　另外，我还在显眼的位置放了一个小动物玩偶。每次看到它，心情就会放松下来，仿佛它在为我加油。努力过度就会让人疲惫，反而难以持之以恒，因此保持自己的节奏最为重要。卫生间是一个私密的空间，在这样一个无人打扰、可以随心所欲的地方，什么都不做就太可惜了。

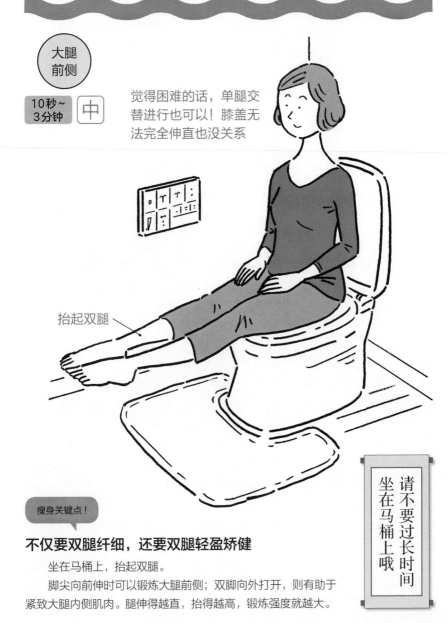

欢迎来到你的专属空间！

在卫生间悠闲瘦身

大腿
前侧

10秒~
3分钟 中

觉得困难的话，单腿交替进行也可以！膝盖无法完全伸直也没关系

抬起双腿

瘦身关键点！

不仅要双腿纤细，还要双腿轻盈矫健

坐在马桶上，抬起双腿。

脚尖向前伸时可以锻炼大腿前侧；双脚向外打开，则有助于紧致大腿内侧肌肉。腿伸得越直，抬得越高，锻炼强度就越大。

请不要过长时间坐在马桶上哦

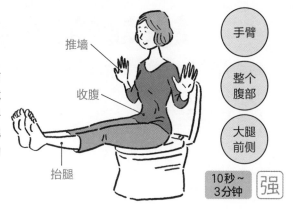

提升效果！

进卫生间，练好身材

这个动作将抬腿收腹与双手推墙动作相结合，形成一套组合练习，同步练习手臂、大腿以及腹部，颇具挑战性，非常适合追求高效的锻炼者。

推墙

收腹

抬腿

手臂

整个腹部

大腿前侧

10秒～3分钟　强

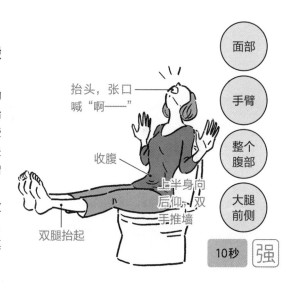

提升效果！

一举四得！卫生间锻炼特辑

这是一套融合了四个动作的高效锻炼方案。一开始觉得四个动作同步进行有些困难的话，可以从自己最关注的部位开始，随后逐步增加练习内容。

另外，如果有其他喜欢的动作，比如背部动作等，也可以自由加入或替换掉其他动作。

抬头，张口
喊"啊———"

收腹

双腿抬起

上半身向后仰，双手推墙

面部

手臂

整个腹部

大腿前侧

10秒　强

每日一次，打造个人卫生间锻炼特辑

年轻时，我最多在卫生间里做些面部锻炼，但近年来，我开始尝试打造"卫生间锻炼特辑"，进行一些瘦身练习。

当我有便秘迹象时，我想到孕妇分娩时都会躺在那种倾斜式的椅子上，于是试着将身体后仰，结果发现比单纯用力时顺畅得多。

请试着根据自身情况，打造属于自己的"卫生间锻炼特辑"，比如你可以选择不抬腿，保持正常坐姿并收紧大腿内侧肌肉。找到自己的风格，然后坚持下去，哪怕每天只做一次，我相信你终将迎来一个让你觉得所有努力都值得的瞬间。

告别躺平不安感!

越躺腹部越平坦

整个
腹部

10秒 中

一只手叉腰，也
可以不叉腰

侧躺，收腹

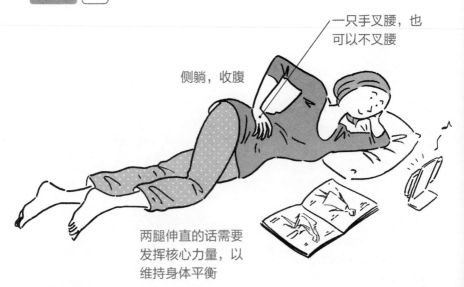

两腿伸直的话需要
发挥核心力量，以
维持身体平衡

瘦身关键点!

躺着瘦小腹

　　侧躺，手撑起头部，同时收腹。这个动作可以锻炼到整个腹部。

　　想要缩减腰围的话，请反复用力进行深度收腹。轻柔而持续地收腹则比较有助于消耗热量，进而减少脂肪。

　　持续收腹的同时，注意保持身体稳定。

即使躺着也
可以瘦身

这样也可以！

让脂肪慢慢燃烧

像胎儿在母体里那样蜷缩起来，这种姿势最容易收腹。人体由于摆脱了重力的束缚，因此可以轻松收紧平时难以活动到的小腹，建议在放松的状态下持续收腹，让腹部的脂肪缓缓燃烧。

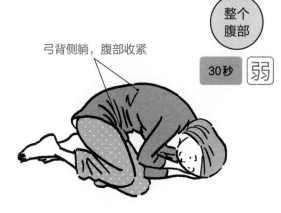

弓背侧躺，腹部收紧

整个腹部

30秒 弱

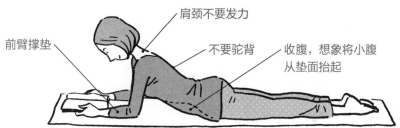

前臂撑垫

肩颈不要发力

不要驼背

收腹，想象将小腹从垫面抬起

提升效果！

全力收腹，瘦身效果更显著

俯卧，前臂撑地，以支起上半身，同时收腹。内脏和脂肪的重量使这个动作颇具挑战性，但此时全力收腹可以有效瘦腹。练习前后可以分别测一下腰围，感受变化。此外，也可以在看书、看电视时顺便练习，间歇收腹，增加练习时长。

整个腹部

30秒 强

偶尔偷懒也没关系

躺着收腹时，采用不同的姿势和收腹方式，产生的效果也有所不同。既可以通过努力深度收腹来瘦局部，也可以选择轻度收腹并增加练习时长，实现燃脂。

日常动作的好处就在于，可以根据个人目标和当下心情灵活调整，偶尔偷懒也没关系，只要不放弃就好。

不过，就算放弃了也没关系，重新开始即可。最后，躺着收腹还有一个好处，即抵消躺平的不安感。

4

看清体重真相的人
vs
被数字迷惑的人

那些只盯着体重秤上数字的人，一旦数值有所下降，往往就会放松警惕，大吃特吃，这可能是因为体重变化产生情绪波动，因此很难真正瘦下来。

人体体重是包含脂肪、水分、肌肉和骨骼等在内的总体重量。每摄入1升水就会让体重增加1kg，不过水不含热量，不会转化为脂肪，只要通过尿液或汗液排出，体重很快就会恢复。而脂肪则不然，减掉1kg脂肪，需要消耗7000千卡的热量，相当于一个人三天的热量摄入，相当于要吃100根小香蕉，或是跑完三次马拉松全程。因此如果想减脂，减掉1kg绝非易事。

有时体重没有变化，但肌肉增多而脂肪减少了，其实也会带来身材上的变化。了解体重背后的真相，就会重视体形变化、外观和体脂率。想要顺利瘦身，就必须冷静地审视自身成果。

第 5 章

外出

融入外出活动中的

瘦身日常动作

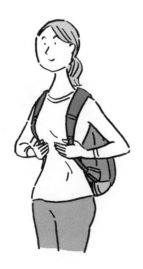

无须过度在意步数！

步行时瘦身的重点是练背

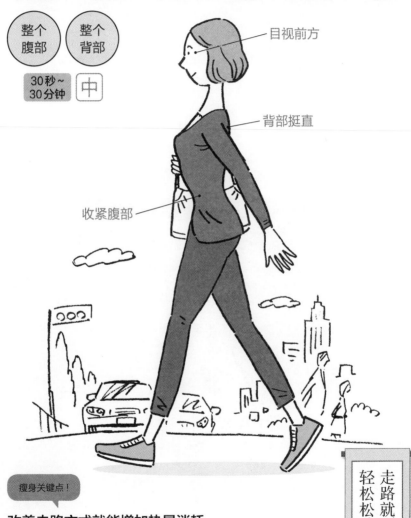

整个
腹部

整个
背部

30秒~
30分钟 中

目视前方

背部挺直

收紧腹部

走路就可以轻
轻松松减肥

瘦身关键点！

改善走路方式就能增加热量消耗

　　走路时微微挺胸，肩膀向后拉，挺背收腹。保持这种体态，
即使不快步行走，也能增加热量消耗。保持正确的体态不仅能有
效减少腹部脂肪，还可以减轻膝盖和腰部负担。

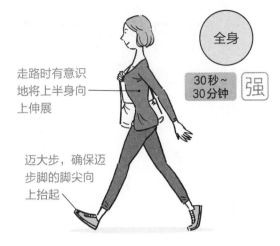

提升效果!

大步流星益处多

步行时均衡地活动上半身和下半身的肌肉，可以增加热量消耗、瘦腿、强健腰腹，好处多多。担心膝盖或腰部损伤的话，不要突然开始大步行走，先从迈小步做起，等到腹部变得更加紧致后，再逐渐过渡到大步走。

走路时有意识地将上半身向上伸展

迈大步，确保迈步脚的脚尖向上抬起

全身

30秒~
30分钟 强

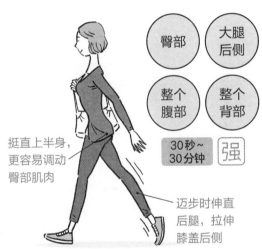

提升效果!

后腿伸直，提臀效果显著

迈步时，如果将后腿伸直，相应一侧的臀部就会自然抬起。可以试着一步步、有意识地感受臀部肌肉的运动，直到完全适应这种走路方式。最初可能会不习惯，但你会慢慢适应，从而自然地伸直后腿。

挺直上半身，更容易调动臀部肌肉

迈步时伸直后腿，拉伸膝盖后侧

臀部　大腿后侧

整个腹部　整个背部

30秒~
30分钟 强

改变步态必将改变体形

普通的步行不足以充分锻炼肌肉，还容易堆积脂肪。

即使再忙，调整走路方式还是可以实现的。当你开始改变步态，体形自然而然会发生变化。

将"挺直背部"作为首要任务。想要有效瘦腹，背部力量必不可少。将腰带收紧一到两个孔，在确保腹部不会受到压迫的前提下，保持背部挺直，同时收腹行走。我亲自实践过这个方法，真心推荐给大家。

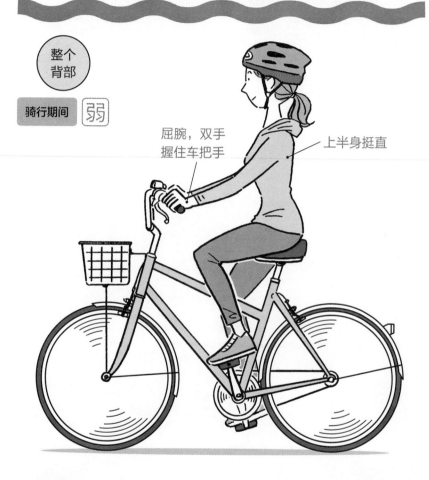

头盔也要时尚！

骑自行车练就好身材

整个
背部

骑行期间 弱

屈腕，双手
握住车把手

上半身挺直

瘦身关键点！

用背部力量提拉腹部

人们往往会认为脊柱拉伸与瘦腹无关，实际上并非如此。可以试着将手放在腹部，然后伸展脊柱。随着脊柱的伸展，你会感到腹部肌肉也在活动，原本松弛的腹部变得紧致。

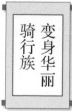

变身华丽
骑行族

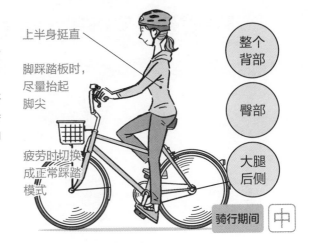

提升效果！

有意识地活用臀部与大腿交界处的力量

脚踩踏板时，尽量将脚尖向上抬。这个动作会运用到臀部下方到大腿内侧的肌肉。

上半身挺直

脚踩踏板时，尽量抬起脚尖

疲劳时切换成正常踩踏模式

整个背部

臀部

大腿后侧

骑行期间　中

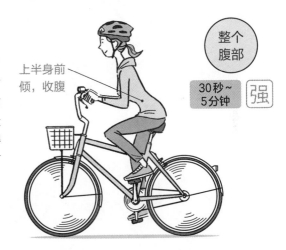

提升效果！

挺直背部更有助于瘦腹

骑行时，上半身微向前倾并收腹。注意不要过度前倾，以免内脏和脂肪的重量成为额外负担，使骑行变得吃力。保持背部挺直的同时收腹，对瘦腹更有效。

上半身前倾，收腹

整个腹部

30秒~5分钟　强

┃ 骑行5分钟，减脂效果远超腹肌训练

下半身减脂方面，步行或许有效，但自行车的移动速度远远超过步行，只要根据个人目标调整骑行姿势，就能事半功倍，带来更多健身的益处。哪怕只骑行5分钟，只要目的明确，它也能成为比健身房的腹肌和腿部肌肉训练更为有效的运动方式。

如果载着孩子或重物高速骑行或急攀陡坡，可能会让腿部肌肉越来越粗壮。然而，只要改善骑行方式，选择更温和的骑行节奏和强度，就可以减少不必要的肌肉增长，让双腿更加纤细。

上下楼梯大量消耗热量！
上下楼梯要用身体力量

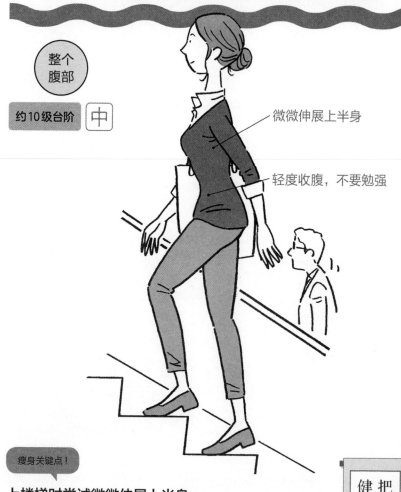

整个
腹部

约10级台阶 中

微微伸展上半身

轻度收腹，不要勉强

瘦身关键点！

上楼梯时尝试微微伸展上半身

　　尽管人们普遍不愿意爬楼，但只需轻微地伸展上半身，你会发现上楼梯其实很轻松。如果弯腰驼背，身体前倾，上半身重量整个压在下半身，对腰部和膝盖脆弱的人来说，上楼梯就会变得极为吃力。只需要稍微改变一下体态，就可以合理、轻松地锻炼到全身肌肉，并且上楼梯运动的燃脂效果也很好。因此，请不要怕上楼梯，让它成为日常活动的一部分吧！

把楼梯当成免费健身房

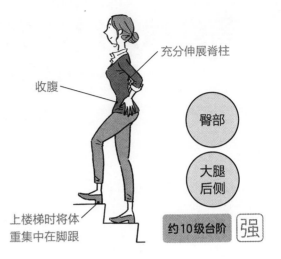

臀部塑形用楼梯

　　这个动作可以锻炼到臀部和大腿后侧的肌肉，有助于塑造臀部与大腿交界部位的优美线条。如果穿着高跟鞋，请避免做此动作，以免发生危险。

充分伸展脊柱

收腹

上楼梯时将体重集中在脚跟

臀部

大腿后侧

约10级台阶 **强**

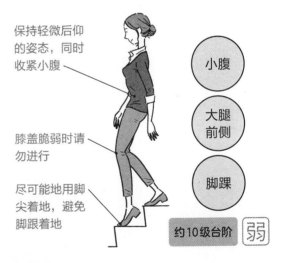

脚尖着地，以改善肌肉松弛的问题

　　下楼梯时，身体稍微后仰，收腹，脚尖着地，可以有效改善小腹到大腿前侧肌肉松弛的问题。

保持轻微后仰的姿态，同时收紧小腹

膝盖脆弱时请勿进行

尽可能地用脚尖着地，避免脚跟着地

小腹

大腿前侧

脚踝

约10级台阶 **弱**

为了美和健康，积极上下楼梯吧

　　这是一位80多岁女士的故事，这位女士曾因腰腿疼痛而不再使用楼梯。而当她日常开始注意挺直背部并收腹后，很快她惊喜地发现疼痛消失了。现在她能够不依赖扶手上下楼梯了，这让她感到非常高兴。

　　如果完全不使用楼梯，上下楼梯所需的肌肉力量和关节功能很容易逐渐衰退。

　　一方面，我们绝不应该强迫自己做超出能力范围的事；另一方面，我们应当巧妙地运用肌肉，避免放弃许多有助于健康的事情。

等红绿灯时，下半身收紧成一条直线

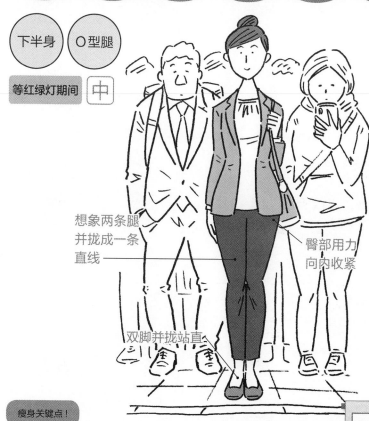

下半身　　O型腿

等红绿灯期间　中

想象两条腿并拢成一条直线

臀部用力向内收紧

双脚并拢站直

瘦身关键点！

瘦不下来的部位往往难以发力，因此要有意识地锻炼那些部位

　　将下半身向内收紧，想象收紧成一条直线。想要减少下半身脂肪，就要坚持持续收紧。若能用力收紧的话，还能帮助改善O型腿。由于等红绿灯的时间通常较短，所以可以在此期间进行高强度练习；如果想要长时间锻炼，则推荐在地铁车厢内进行。

告别无聊，等红灯期间一起锻炼

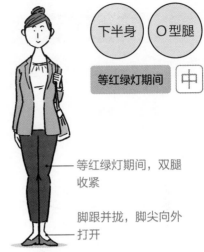

脚尖打开，以大腿内侧为中心收紧

　　脚尖朝外打开时可以让大腿内侧的肌肉得到更有效的锻炼。如果你不知道如何感受大腿内侧肌肉的用力程度，这个练习将帮助你找到感觉。

> 下半身　　O型腿
>
> 等红绿灯期间　中

等红绿灯期间，双腿收紧

脚跟并拢，脚尖向外打开

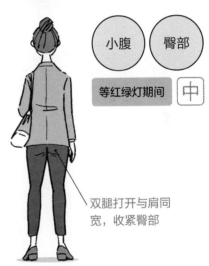

专注练臀和腹部时可以打开双腿并用力绷紧

　　大腿肌肉在日常走路时经常用到，因此比较容易发力；而臀部肌肉则很少被锻炼到，因此不太容易绷紧。如果发现力量集中在大腿上，可以尝试将双腿分开站立，使得大腿肌肉不易发力，从而促使你更多地使用臀部肌肉发力。这样一来，下腹部也更容易收紧。

> 小腹　　臀部
>
> 等红绿灯期间　中

双腿打开与肩同宽，收紧臀部

想打造纤细下半身的看这里

　　我曾有过这样的经历：一心想瘦下半身，结果过量深蹲反而让腿变得更粗了。

　　瘦下半身确实需要调动下半身的肌肉，但更重要的是如何运用这些肌肉。相较于以体重为负担的锻炼，我认为更重要的是学会如何收紧臀部相关问题针对的肌肉。我在日常生活中通过收紧臀部和腿部内侧肌肉相关的动作，成功矫正了严重的O型腿。

　　如果日常中不有意识地收紧肌肉，体形可能会走样，甚至在年轻时也可能遭遇尿失禁的尴尬。无论是坐着还是躺着，都可以有意识地收紧臀部和腿部肌肉。

在地铁车厢里进行手臂塑形

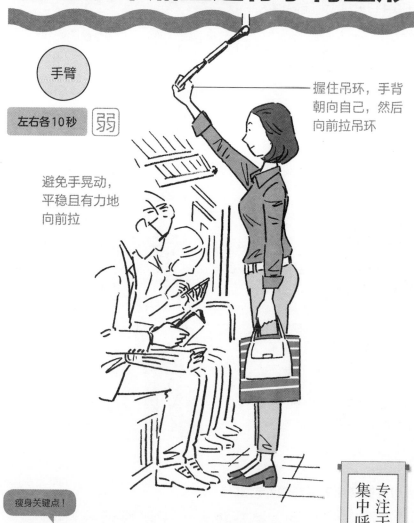

手臂

左右各10秒 弱

握住吊环，手背
朝向自己，然后
向前拉吊环

避免手晃动，
平稳且有力地
向前拉

专注于目标部位，
集中呼吸

瘦身关键点！

如果手臂后侧肌肉变得紧绷，就说明动作做对了

　　看似只是简单地握住吊环，实则是在悄悄地锻炼手臂肌肉。
如果在乘坐公共交通工具时没有座位，记得抓住机会使用吊环。
特别是日常惯用右手的人，左臂可能更容易松弛，因此，可以特
别关注左臂的锻炼。

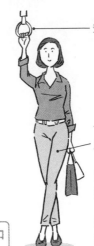

务必抓紧吊环

利用地铁的晃动，锻炼下半身

双腿交叉并绷紧下半身时能够锻炼到下半身的所有肌肉。双腿交叉时，臀部和腹部更容易收紧。在地铁晃动中，尽量长时间保持这一姿势。

一条腿在前，双腿交叉站立

固定下半身，在摇晃中保持稳定

换另一条腿在前，重复同样的动作

下半身

左右各
1分钟　中

拧转身体

以上图所示的双腿交叉的动作为基础，轻轻地将上半身转向一侧。这个动作毫不显眼，不会引起旁人的注意，但尝试后你会发现它需要相当大的力量。

侧腹部

下半身

左右各
30秒　强

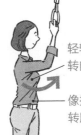

轻轻地将上半身转向一侧

像拧毛巾那样拧转腹部

以窗为镜，检查自己的仪态

在下班回家的地铁上，希望你能培养这样一个习惯：利用车窗检查自己的仪态。

站在能映出自己的窗前，试着放松背部肌肉，轻度或尽可能地伸展脊柱，你会发现这样的小动作能显著改变你的外在形象和给人的印象。

这也是很好的自我观察的机会。保持脊柱伸展的同时进一步收紧腹部，你可能会惊喜地看到自己似乎长高了一些，或者尽管你觉得已经用力挺直背部了，但看上去并没有伸展开。当你利用吊环练习时，可以以窗为镜，悄悄观察和调整自己的姿势。

悄悄锻炼身体的携包法！

用包包的重量收紧手臂

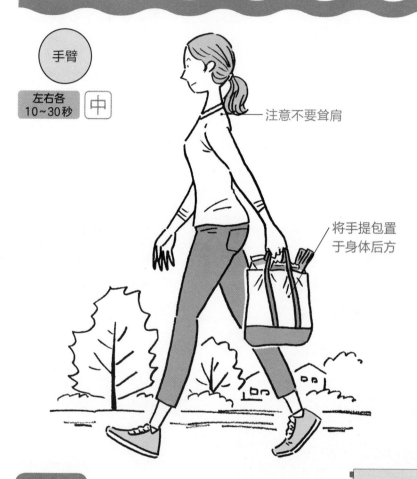

手臂

左右各
10~30秒 中

注意不要耸肩

将手提包置
于身体后方

瘦身关键点！

将手提包置于身体后方

　　手提物品时，我们通常习惯弯曲手臂，将手提包置于身体前方，但若将手臂伸直，把手提包置于身体后方，就可以有效改善手臂后侧肌肉松弛。如果一侧手臂的松弛现象比另一侧更为明显，可以延长该侧手臂的练习时间。

过度购物也会增加手臂负担

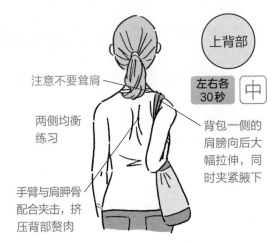

这样也可以！

一举消灭背部赘肉

背单肩包时，将肩膀向后拉，能有效预防背部赘肉堆积。腋下至肩胛骨区域容易堆积脂肪，这往往是背部肌肉活动不足导致的。这个动作同样适合那些有驼背或圆肩倾向的人做。

上背部

左右各 30秒 中

注意不要耸肩

两侧均衡练习

背包一侧的肩膀向后大幅拉伸，同时夹紧腋下

手臂与肩胛骨配合夹击，挤压背部赘肉

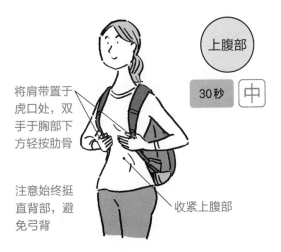

这样也可以！

向内收紧肋骨，有效改善上腹部凸出

很多人上腹部凸出，可能是肋骨张开的姿势造成的。此外，虽然挺胸看上去是一种良好的姿势，但它也可能引发腰痛，应当警惕。

上腹部

30秒 中

将肩带置于虎口处，双手于胸部下方轻按肋骨

注意始终挺直背部，避免弓背

收紧上腹部

要有意识地挺直背部

在拿东西时，我们需要注意以下问题。

我们往往习惯于用优势手拿东西，此时主要依靠的是手臂和肩部的肌肉，导致即使未持物时，一侧的肩部也可能习惯性地保持抬高的状态。久而久之，这种习惯带来的身体左右侧差异可能会变得非常明显，并且难以改变。

因此我建议大家有意识地挺直背部。

例如，右手拿包时，右肩便容易抬高，此时只要挺直背部，处于低位的左肩便会随之抬高。

71

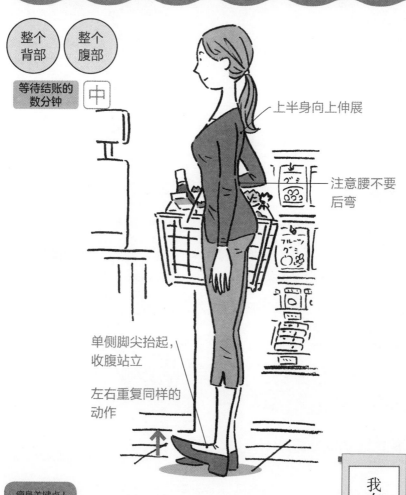

超市就像满是观众的舞台！

等待结账时不妨秀一秀美背

整个背部

整个腹部

等待结账的数分钟 中

上半身向上伸展

注意腰不要后弯

单侧脚尖抬起，收腹站立

左右重复同样的动作

瘦身关键点！

挺背收腹，注意腰部不要后弯

　　站立并抬起脚尖时，腰部可能会不自觉地后弯。为了防止这种情况，需要利用腹背部的力量将上半身向上伸展。背部伸展和腹部收紧，可以避免腹部前凸，塑造平坦小腹。

我在悄悄变美

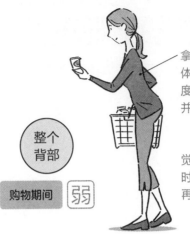

购物时注意保持形象

保持背部挺直看似简单，但却能在很大程度上改善你的仪态。觉得累了就适度放松。逐渐适应后耐力也会提升，最终你会发现自己不再那么容易感到疲劳了。

拿物品时身体前倾，适度挺直背部并保持住

觉得累了就暂时放松，然后再挺直背部

整个背部

购物期间 弱

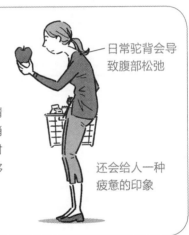

长期弓背会让情绪低落

众多研究表明，肌肉活动会影响人的精神状态。仅仅是弓背就会在无意识中产生消极情绪。在需要挺直时挺直，在需要休息时彻底放松，通过这种张弛有度的方式，能够在不勉强自己的情况下保持活力。

日常驼背会导致腹部松弛

还会给人一种疲惫的印象

谨防疲劳引起的驼背

曾经有一阵子，各种麻烦事堆积在一起让我身心俱疲，一次我在超市购物时，发生了这样一件事。

"老师！"突然听到有人叫我，回头发现是我的学生，内心又惊又尴尬。

尽管平时总是向学生强调要"挺直腰板"，但那天的我一定就像个"疲惫不堪的人"。

那次的尴尬不断提醒我，无论多累，都要适度地挺直背部。

全力展现瞬间爆发力！

过闸机的瞬间也是收腹好时机

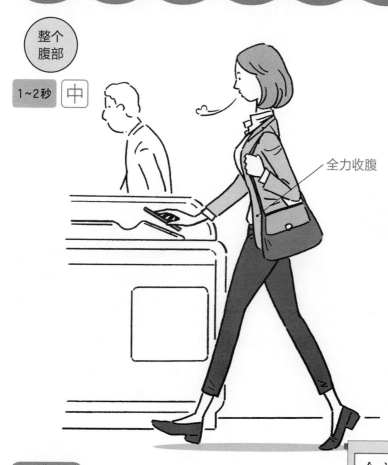

整个
腹部

1~2秒 中

全力收腹

没关系！绝对不会被发现

瘦身关键点！

收到最小腰围

通过检票闸机的瞬间，呼气并最大限度收腹。一般情况下，在用力收腹时，往往会不自觉地屏住呼吸，但这种方式实际上难以带来瘦腹效果，耸肩和抬高肋骨亦是如此。因此，我们选择在呼气时，最大限度收紧腹部。

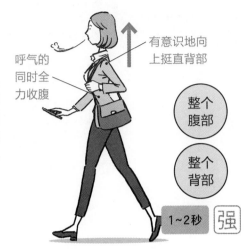

提升效果！

挺直背部，以提升效果

　　每天坚持最大限度收紧腹部，可以让松弛的肌肉逐渐紧致。背部是否挺直、挺直的程度，都会影响效果的好坏。想要锻炼腹壁最深层的扁肌——腹横肌，使其更加紧致，高效地挺直背部是关键。

呼气的同时全力收腹

有意识地向上挺直背部

整个腹部

整个背部

1~2秒　强

提升效果！

熟练运用肌肉，走上快速瘦腹的捷径

　　在挺直背部、保持嘴角上扬的状态下呼气有一定难度，因此收腹时只能不依赖呼吸。

　　坚持这个动作，最大限度收腹，增大腹部凹陷度，那么你的腹部将会呈现出仿佛已经减掉多余脂肪的效果。

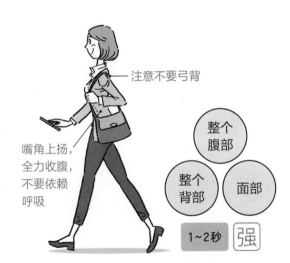

注意不要弓背

嘴角上扬，全力收腹，不要依赖呼吸

整个腹部

整个背部　面部

1~2秒　强

收腹的力量是燃脂的最佳武器

　　当你全力以赴地练习收腹动作时，你的腹部肌肉力量将会增强。而肌肉力量的增强将会使腹部减脂变得更为轻松。

　　肌肉力量的增强之所以对瘦腹有效，是因为当你为了燃脂而收腹行走时，比起仅让腹部收缩1cm左右，让腹部收缩3~4cm的深度收腹动作将更有助于其减脂。

5

随性而为的人
vs
严守规则的人

令人惊讶的是，那些严格按指导手册瘦身的人反而不容易瘦下来。比如听说"有氧运动必须持续20分钟以上才能有效燃脂"，于是便勉强自己硬撑20分钟以上，但最终可能因为无法坚持而感到沮丧。这容易导致极端的行为模式，要么完全不做，要么就做到极限。

归根结底，如果一个人能够完全按照他人的指示去做，那么理论上来说，他们应该能够轻松减肥，不会遇到太多困难。

但现实是，即使是那些被普遍认为是正确的做法，也可能在某一天被证明是错误的，这就说明严格盲目遵循某些做法存在风险。

因此，面对他人认为对的事情，那些能从自身角度判断其是否适合自己的人，才更有可能成功瘦身。

面对逆境，自我调整和创新，是通往成功的重要途径。

这一点，也是决定瘦身之路是否顺畅的关键。

第 **6** 章

看电视

融入看电视中的

瘦身日常动作

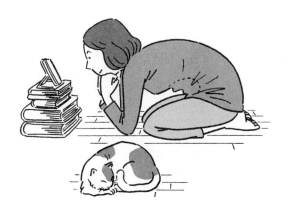

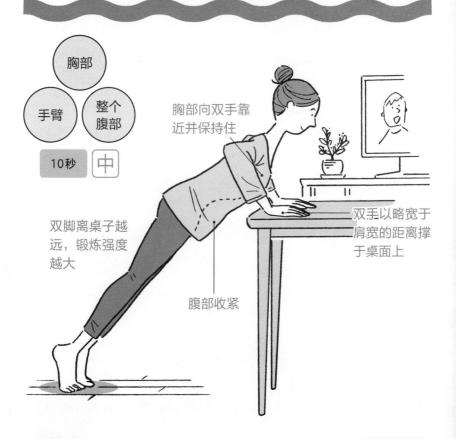

致讨厌俯卧撑的你！
上半身特别训练

胸部

手臂　整个腹部

10秒　中

胸部向双手靠近并保持住

双脚离桌子越远，锻炼强度越大

双手以略宽于肩宽的距离撑于桌面上

腹部收紧

瘦身关键点！

练出漂亮的胸、肩、手臂线条

　　上图所示是一种将体重施加在胸部、肩部和手臂上的俯卧撑动作。动作要缓慢，将胸部逐渐向手部靠近，当感到微微吃力时便在该位置保持住，坚持不住时就结束。这一动作不仅能提升胸线，还能适度增加肩部至手臂间的肌肉，全面锻炼上半身。由于每个人的能力不同，建议在感到"微微吃力"的时候保持住，并不断调整时长及重复次数。

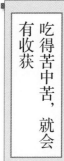

吃得苦中苦，就会有收获

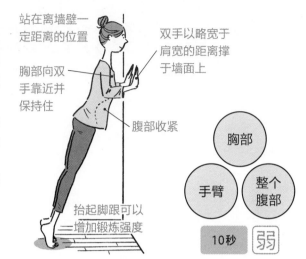

这样也可以！

比起胸部更重视手臂的话，就努力收紧腋下

靠墙做俯卧撑动作比撑在桌上做俯卧撑动作更轻松。

收紧腋下有助于塑造手臂线条。

站在离墙壁一定距离的位置

双手以略宽于肩宽的距离撑于墙面上

胸部向双手靠近并保持住

腹部收紧

抬起脚跟可以增加锻炼强度

胸部

手臂　整个腹部

10秒　弱

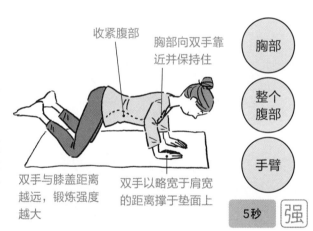

提升效果！

用恰当的力度练习，打造富有弹性的上半身

在俯卧撑的基础上，双膝跪在垫面上，以便在一定程度上增肌，这些肌肉将使上半身线条更加优美。

收紧腹部

胸部向双手靠近并保持住

双手与膝盖距离越远，锻炼强度越大

双手以略宽于肩宽的距离撑于垫面上

胸部

整个腹部

手臂

5秒　强

因为不难，所以我坚持了近3年

尽管这个动作具有挑战性，但仅仅是这一个动作便能实现提升胸线、锻炼手臂肌肉和瘦腹的三重益处，而且它不像传统俯卧撑那样让人望而却步，因此非常值得推荐。我一般会避开那些难以坚持的力量训练，唯一一边看电视一边进行的俯卧撑练习，我以自己的节奏坚持了近三年（并非每日）。

这个练习与传统俯卧撑最大的区别在于，它要求手臂保持在固定的位置，无须反复弯曲、伸直。由于这个练习需要严格收腹，因此它在塑造腹部线条方面比传统俯卧撑更有效。

修长手臂有助于展示女性魅力哦！

借助沙发轻松练手臂

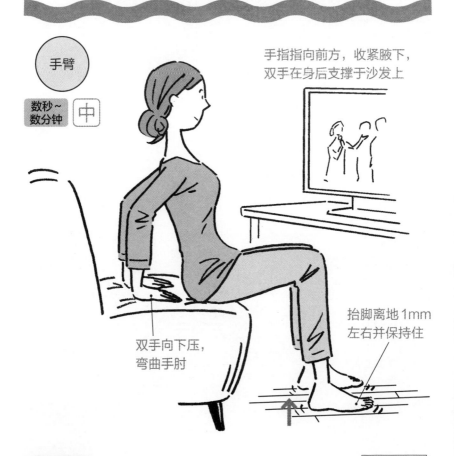

手臂

数秒~
数分钟 中

手指指向前方，收紧腋下，
双手在身后支撑于沙发上

双手向下压，
弯曲手肘

抬脚离地1mm
左右并保持住

瘦身关键点！

**短时高强度练习让手臂肌肉富有弹性，长时低强度
练习可塑造修长手臂**

　　收紧腋下，手指朝前方，双手放于身体后侧，弯曲手肘，让
体重作用于手臂肌肉。这个练习能有效紧致手臂肌肉。若想要改
善手臂肌肉松弛，可以增加练习强度；若是为了减脂，可以降低
练习强度，延长练习时间。感觉吃力的话，可以不抬脚。

从
容
自
信
的
女
性
从
不
遮
手
臂

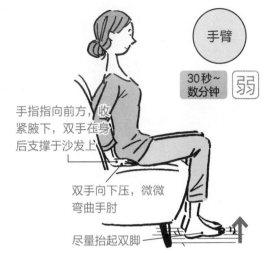

这样也可以！

在沙发上尽量坐得深一些，这样手肘不需要过度弯曲，从而能够坚持较长时间，练出修长手臂

在有靠背的椅子上（如沙发）做此动作时，可能难以大幅度弯曲手肘。

此外，座椅靠背可以支撑手臂，从而降低练习强度。即使断断续续地练习，只要持续时间足够长，同样也有助于减脂。

手臂

30秒~数分钟 弱

手指指向前方，收紧腋下，双手在身后支撑于沙发上

双手向下压，微微弯曲手肘

尽量抬起双脚

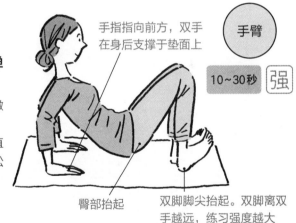

提升效果！

利用体重打造富有弹性的手臂肌肉

屈肘时，将臀部微微抬离垫面。

此动作能够将体重直接作用于手臂肌肉，让松弛的肌肉逐渐变紧致。

手指指向前方，双手在身后支撑于垫面上

手臂

10~30秒 强

臀部抬起

双脚脚尖抬起。双脚离双手越远，练习强度越大

┃持之以恒，效果自然显现

手臂脂肪难以通过控制饮食来减少，但只要持续练习上文所述动作，最终你一定会感激坚持下来的自己。

我个人在早晨起床时也会做这个动作。

将手支撑在身体后方，弯曲手肘，然后慢慢伸直手臂起床。

如此轻松却又如此有效！

双手撑下颌收腹坐，
塑造紧致腹部

整个
腹部

30秒~
数分钟 弱

双手撑下颌，收
紧整个腹部

感到吃力时可以
微微抬起臀部

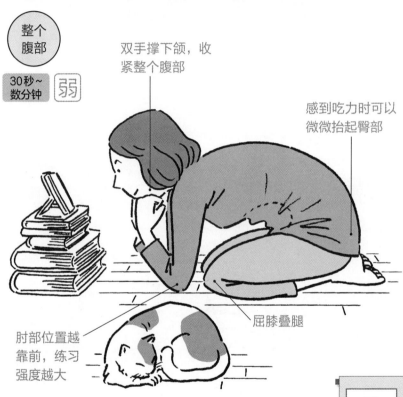

肘部位置越
靠前，练习
强度越大

屈膝叠腿

瘦身关键点！

毫不费力，却比许多高强度虐腹训练更有效

　　手肘撑于地面，下颌轻放在手背上，保持这个姿势的同时收紧腹部。这个简单易行的动作能让你的腹部脂肪慢慢燃烧。可以时而收腹时而放松，在看视频时悠闲地做这个动作。

看电视时不妨试试

提升效果！

有难度！但能迅速瘦腹

　　前臂及膝盖着地支撑，收紧臀部，以30秒为目标尽可能收腹。这个动作相当困难，但只要重复2~3次，腰围就能有所减小，效果显著。这个动作能使腹部肌肉暂时变得更加紧致，而持续练习将使这种紧致效果保持下来。

整个腹部

30秒 强

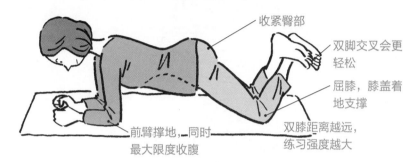

收紧臀部

双脚交叉会更轻松

屈膝，膝盖着地支撑

前臂撑地，同时最大限度收腹

双膝距离越远，练习强度越大

这样也可以！

告别复杂的腹肌训练

　　只需在屈膝坐垫的姿势下收紧腹部，就能有效地锻炼到侧腹肌。记得两侧均衡练习。

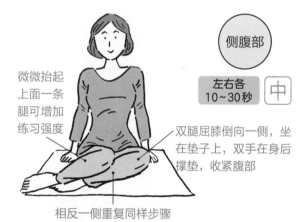

微微抬起上面一条腿可增加练习强度

侧腹部

左右各10~30秒 中

双腿屈膝倒向一侧，坐在垫子上，双手在身后撑垫，收紧腹部

相反一侧重复同样步骤

瘦身效果立竿见影！背后有玄机

　　同样是收腹，采取的体位不同，腹部所承受的负荷也有所不同。

　　正如本页上方所示的动作，如果采取对腹部负荷较大的体位，辅以更大力度收腹，做完后腰围会明显减小。

　　这个练习的妙处在于动作完成后，肌肉依然能够维持一段时间的紧绷感。

　　如果做完后发现腰围并未减小，很可能是收腹的肌肉力量不足所致。不要气馁，持续练习能够增强肌肉力量，进而实现深度收腹。

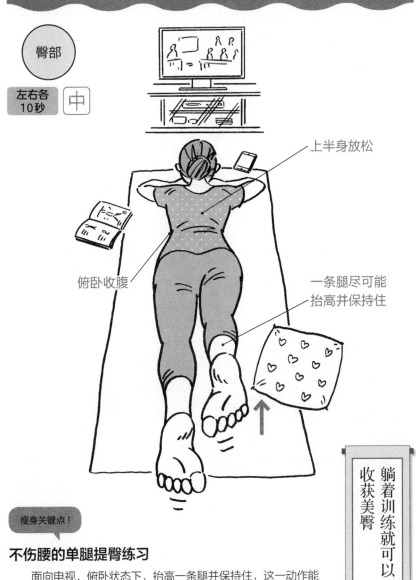

无聊时就做这个动作吧！

在垫子上就可以塑造挺翘臀部

臀部

左右各 10秒 中

上半身放松

俯卧收腹

一条腿尽可能 抬高并保持住

躺着训练就可以 收获美臀

瘦身关键点！

不伤腰的单腿提臀练习

　　面向电视，俯卧状态下，抬高一条腿并保持住，这一动作能够有效提臀，并且比起双腿同步进行，它对腰部更为友好。

同时锻炼腹部、臀部

提升效果！

　　利用腹部的力量将双腿高高抬起。保持这个姿势时上半身可能会不自觉地用力，但请尽量保持放松。这个动作的关键在于保持腹部、臀部和腰部紧绷的同时，尽可能地将双腿抬高。

臀部

10秒　强

练习期间保持收腹

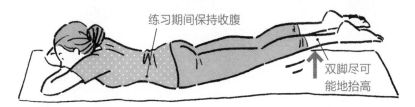

双脚尽可能地抬高

告别臀部扁平

提升效果！

　　俯卧在垫子上，脚掌相对，尽可能抬高双腿。这个动作能有效锻炼臀部两侧的肌肉，十分推荐那些想要改善臀部扁平、提升臀线的人练习。

臀部

10秒　强

将左右脚掌相对，在保持脚掌贴合的状态下尽可能抬高双腿

练习期间始终保持收腹

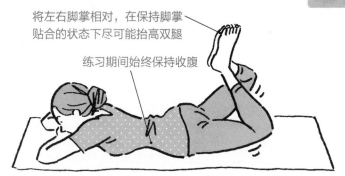

对镜观察臀部，明确理想臀形

　　推荐两种锻炼臀部肌肉的方法：一种是通过将两侧臀部向内收紧来缩小臀围，另一种是在身体后方高抬腿来实现臀部提升。

　　对镜仔细观察自己的臀部，有助于明确你理想的臀形。

　　上文介绍的动作对提升臀线极为有效。它比站立进行更为吃力，但效果也更加显著。如果你非常想要改善臀线线条，不妨将其纳入你的日常习惯中。

　　如果你对臀部没有太高要求，也可以选择每周进行一次，在你喜欢的电视节目开始前，或是在广告间隙放松地进行。

长时间保持同一姿势会感到疲劳！

双膝跪立，用自重锻炼小腹

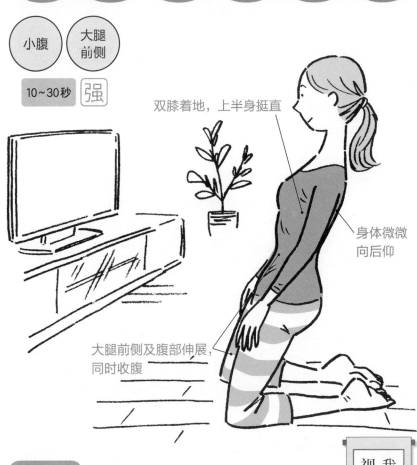

小腹

大腿
前侧

10~30秒 强

双膝着地，上半身挺直

身体微微
向后仰

大腿前侧及腹部伸展，
同时收腹

我不只是在看电视，我在变瘦中

瘦身关键点！

在意大腿或小腹松弛问题的人，务必一试

　　双膝着地，用力收腹，身体微微向后仰，此时大腿前侧和腹部肌肉会有强烈的拉伸感。

　　身体为了避免摔倒，会努力保持平衡，这会对大腿造成一定负担，此时进一步收紧腹部，可以更有效地锻炼小腹。

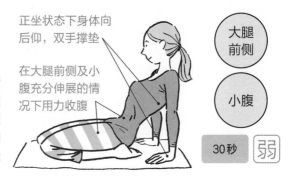

这样也可以！

轻轻松松坐着燃脂

正坐状态下身体向后仰，双手撑垫，同时收紧腹部，坐姿比站姿对膝盖及腹部造成的负担更小。长时间保持这个姿势可以有效去除大腿和腹部的赘肉。

请注意，如果膝盖有任何不适或疼痛，应避免进行此动作。

正坐状态下身体向后仰，双手撑垫

在大腿前侧及小腹充分伸展的情况下用力收腹

大腿前侧

小腹

30秒 弱

这样也可以！

利用墙壁瘦小腹

看似只是肩膀靠墙放松，实际上却悄悄在收腹的状态下积极瘦小腹。

先坚持10秒，通过用力收腹来刺激小腹肌肉。

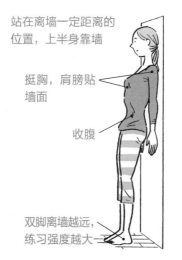

站在离墙一定距离的位置，上半身靠墙

挺胸，肩膀贴墙面

收腹

双脚离墙越远，练习强度越大

小腹

10秒~数分钟 中

拉伸松弛部位，同时收紧小腹

你是否听说过，人们在下山时会因为肌肉疼痛而觉得非常困难？

为什么上山时没有问题，但下山时却会感到困难呢？

这是因为下山时，为了避免身体前倾，人们往往需要将身体后仰，这导致大腿前侧在伸展状态下负担体重。

若非刻意锻炼，大腿前侧肌肉在日常生活中很少有机会得到拉伸，因此一旦被强烈拉伸，就会产生疼痛感。

上文中的前两个动作会同时锻炼到大腿前侧和小腹肌肉，十分高效。

与普通腹肌运动锻炼的部位不同！

能瘦整个腹部的坐姿

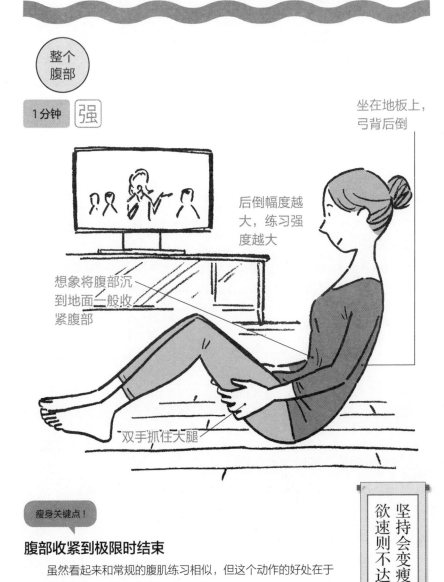

整个
腹部

1分钟 强

坐在地板上，
弓背后倒

后倒幅度越
大，练习强
度越大

想象将腹部沉
到地面一般收
紧腹部

双手抓住大腿

瘦身关键点！

腹部收紧到极限时结束

　　虽然看起来和常规的腹肌练习相似，但这个动作的好处在于
能够在静止状态下专注于锻炼你想要改善的部位。保持这一姿势
并持续收腹，直到感到吃力为止。

坚持会变瘦，
欲速则不达

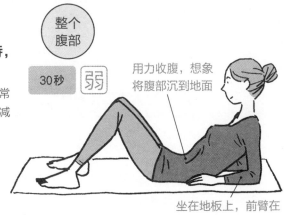

这样也可以！

慢慢收紧腹部并保持，让脂肪燃烧起来

此动作强度较低，非常适合长时间进行，以达到减脂的效果。

整个腹部

30秒 **弱**

用力收腹，想象将腹部沉到地面

坐在地板上，前臂在身体后面两侧撑地

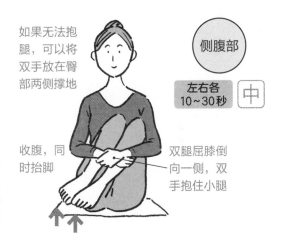

这样也可以！

增肌会让腰围变大吗

双手抱住倒向一侧的小腿并收紧腹部，使腿部悬空，这个动作可以锻炼到侧腹部肌肉。如果抬腿时无法收紧腹部，就无须抬腿。对于那些容易形成肌肉的人，如果在锻炼中对腹部施加过多负荷，可能会使腰围不减反增。无论如何都不要忘记持续收腹！

如果无法抱腿，可以将双手放在臀部两侧撑地

侧腹部

左右各 10~30秒 **中**

收腹，同时抬脚

双腿屈膝倒向一侧，双手抱住小腿

看不同的电视节目，做不同的动作

很多人做了"腹肌运动"，腹部却没有瘦下来，最终选择放弃。这很正常。因为通常所说的腹肌运动主要针对的是腹部中央的纵向肌群，也就是我们常说的"六块腹肌"。

要想让腹部变得紧致平坦，关键在于锻炼腹壁最深层的肌肉——腹横肌，使其保持紧绷，这种方法的效果要远比传统的腹肌锻炼来得快。虽然看起来相似，但起床时的腹部锻炼和上文介绍的收腹动作实际上锻炼的是不同的肌肉。

选择在看不同的电视节目时做不同的动作，可以有效避免做错动作的情况。

爱吃但忍住不吃的人
vs
不克制饮食但寻求
其他减肥方法的人

面对爱吃的食物，选择忍住不吃的人与不克制的人相比，往往难以实现减肥目标。因为克制会形成压力，所以他们在其他方面反而会吃多。

有位女士对米饭情有独钟，晚餐时总是要吃上两碗。有人建议："如果你少吃一碗，至少能减掉3kg。"她回答道："不能享受两碗米饭的生活对我来说太难过了！"最终，她还是坚持每晚吃两碗米饭，并通过其他不会带来压力的方法，成功瘦了5~6kg。

她的减肥方法包括刷牙时略微下蹲，以及调整走路的姿势等。通过这些生活习惯的调整，曾经被家人戏称为"大象"的她，如今拥有了令人羡慕的紧致身形。

毫不夸张地说，那些充满挑战的节食减肥几乎总是以失败告终。能够成功的人，往往是那些清楚了解自身能力的人。

第 **7** 章

夜间

融入睡前活动中的

瘦身日常动作

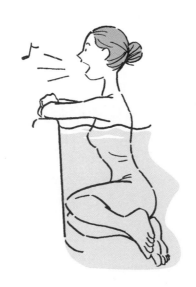

弓背洗发，集中练小腹

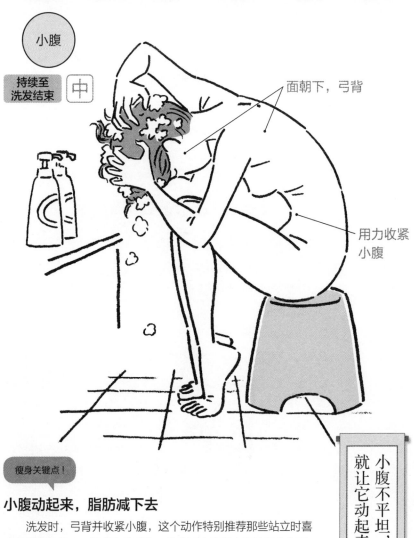

小腹

持续至
洗发结束　中

面朝下，弓背

用力收紧
小腹

瘦身关键点！

小腹动起来，脂肪减下去

　　洗发时，弓背并收紧小腹，这个动作特别推荐那些站立时喜欢收腹的人练习。想给小腹减脂，首先要有收紧小腹的肌肉力量。当你向下看并弓起背部时，小腹会更容易收紧，因此洗发时间是练腹的黄金时间。

小腹不平坦，那就让它动起来

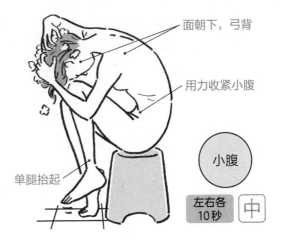

提升效果！

单腿抬起有助于增强对下腹部的感知

单腿抬起时更易于对下腹部施加力量，此时进一步收腹，可以增强锻炼效果。

如果觉得持续抬腿有困难的话，微微踮起脚尖也是一个不错的选择。

面朝下，弓背

用力收紧小腹

小腹

单腿抬起

左右各
10秒　中

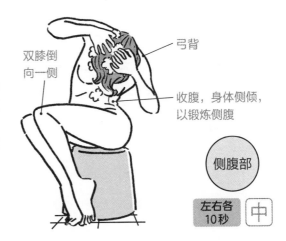

这样也可以！

记得检查肌肉是否用力

在双膝倒向一侧的状态下收紧腹部，身体侧倾，更容易锻炼到侧腹部肌肉。

试着触摸侧腹部，检查肌肉是否在用力。

双膝倒向一侧

弓背

收腹，身体侧倾，以锻炼侧腹

侧腹部

左右各
10秒　中

触摸或按压腹部

即使瘦下来了，小腹还是格外凸出，诸如此类烦恼，即使再控制饮食也无济于事。

小腹之所以凸出，往往是因为日常没有收腹的习惯。

当腹部肌肉很少得到锻炼或几乎不活动时，不妨用手捏一捏，或用指尖微微用力按压，你会发现其实肌肉一直都在那里，只是由于缺乏活动而变得不那么明显。

洗澡时也别忘记锻炼哦！

在浴室唱歌，瘦腹好机会

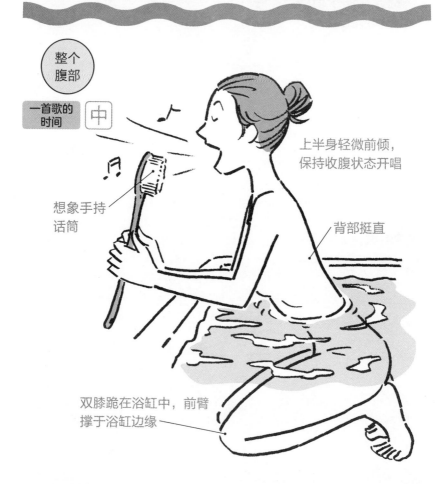

整个
腹部

一首歌的
时间　中

上半身轻微前倾，
保持收腹状态开唱

想象手持
话筒

背部挺直

双膝跪在浴缸中，前臂
撑于浴缸边缘

唱歌记得要
关窗哦

瘦身关键点！

收腹时不自觉屏息的看这里

　　对于那些收腹时会不自觉屏住呼吸的人，建议将前臂撑在浴缸边缘，保持上半身轻微前倾的状态唱歌。注意不要让腹部鼓起或放松，而是一直收紧腹部。

这样也可以！

检查收腹动作是否做到位

在浴缸中舒适地躺下，随着歌声的节奏收紧腹部。记得检查腹部是否凹下去，以判断动作是否做到位。此项练习十分轻松，多唱几首歌也没关系。

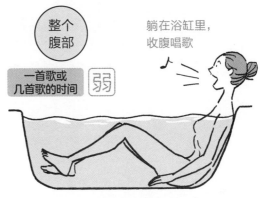

整个腹部

躺在浴缸里，收腹唱歌

一首歌或几首歌的时间 弱

检查腹部是否凹下去

这样也可以！

看似轻松，其实可以增加热量消耗

斜坐在浴缸中，收紧腹部唱歌，可以集中锻炼侧腹部肌肉。在腹部收紧的状态下发声，可以增加热量的消耗。

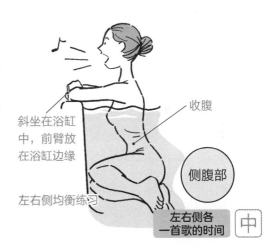

斜坐在浴缸中，前臂放在浴缸边缘

收腹

侧腹部

左右侧均衡练习

左右侧各一首歌的时间 中

利用好躯体也能增加热量消耗

随着歌曲的节奏收腹，也是一种乐趣。

在浴缸里大声唱歌的感觉很好，但可能会扰邻。如果担心影响到他人的话，哼唱也是完全可以的。

在浴缸中做此动作时，可以清晰地观察腹部是否成功收紧，因此非常推荐大家练习。另外，当你外出唱歌时，也不妨试一试挺直背部，收腹唱歌，你会感到全身逐渐热起来。

以前觉得吹头发既费时又无聊！

吹头发时顺便瘦脚踝

脚踝

30秒 弱

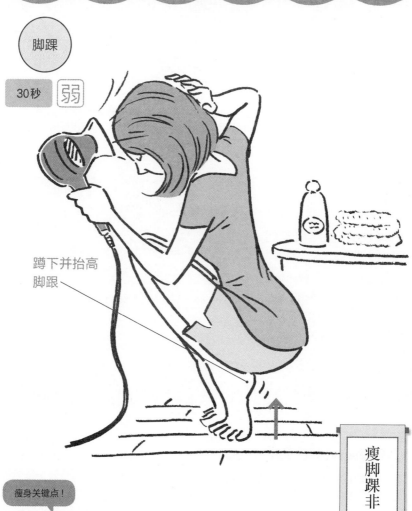

蹲下并抬高
脚跟

瘦脚踝非一日之功

瘦身关键点！

一招搞定难瘦的脚踝

全蹲并抬起脚跟，能有效紧致脚踝，并且不会使小腿变粗。与踮起脚尖站立相比，这一动作不会让小腿负担体重，还能有效使脚踝变得更加纤细。

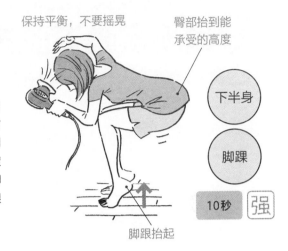

保持平衡，不要摇晃

臀部抬到能承受的高度

提升效果！

半蹲吹发，练就紧致下半身

半蹲并抬起臀部，有助于紧致下半身的肌肉。此时抬高脚跟，则需要均衡运用腹背力量。这个动作有一定难度，一开始可以不必将脚跟抬得过高，或者穿着带跟的鞋子辅助练习。

下半身

脚踝

10秒　强

脚跟抬起

提供效果！

专注练脚踝，以塑造紧致下半身

臀部紧贴墙壁，膝盖弯曲，尽量抬高脚跟。膝盖弯曲程度越大，练习难度就越大；反之，膝盖弯曲程度越小，练习难度就越小。建议找到一个不那么吃力且容易坚持的姿势，持续练习。

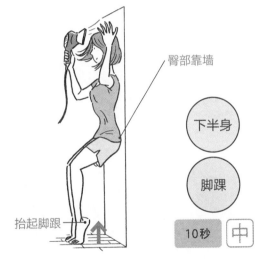

臀部靠墙

下半身

脚踝

10秒　中

抬起脚跟

脚踝处的脂肪最难减

作为一个经常活动的关节，脚踝通常不易堆积脂肪，然而，一旦脂肪在这里堆积，它将成为最难瘦的部位。

常听说站立时上下踮脚的肌肉训练可以塑造纤细的脚踝。然而，这种练习只是通过调节小腿肌肉，让脚踝在视觉上显得更加纤细，而实际上它并不会真正改变脚踝的粗细。

有些人穿高跟鞋后，小腿肌肉会变粗。为了避免这种情况，最好的做法是尽量减少小腿负担的体重。

可以边护肤边做的有效动作！

对镜观察眼下肌肉的跳动

面部

1次10秒 弱

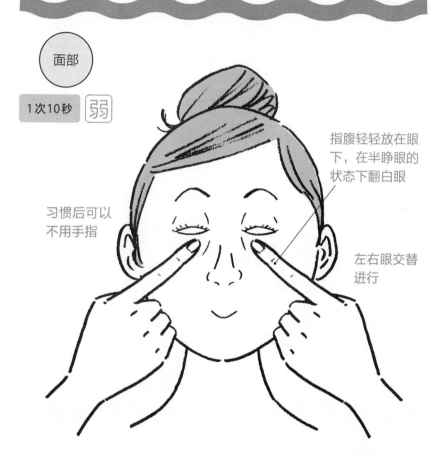

习惯后可以
不用手指

指腹轻轻放在眼
下，在半睁眼的
状态下翻白眼

左右眼交替
进行

瘦身关键点！

燃烧眼下脂肪，要靠水滴石穿般的耐力

　　我们的目标并非消除眼袋，而是减少其下方堆积的脂肪。通过让眼部下方的肌肉轻微跳动来减少脂肪的方法比整形手术耗时，但却是一种安全且让人放心的方法。

安全第一，自主变美

注意！ **一些面部锻炼可能导致反效果，请务必对镜观察**

网络上有各种各样的面部锻炼教程，但其中一些可能会导致不理想的结果。

为了避免用力过度或用力不足，请务必对着镜子观察自己的动作。

曾经我尝试过某项面部锻炼，结果一周之内不止一个人说我的脸变肿了。失败固然能带来教训，但更好的做法是未雨绸缪。

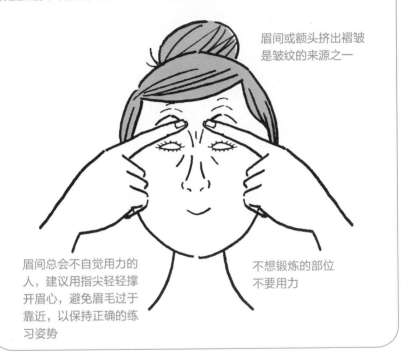

眉间或额头挤出褶皱
是皱纹的来源之一

眉间总会不自觉用力的
人，建议用指尖轻轻撑
开眉心，避免眉毛过于
靠近，以保持正确的练
习姿势

不想锻炼的部位
不要用力

减少眼部下方脂肪的方法

看广告时，我意外得知眼部下方的凸起实际上是脂肪，于是我想，既然是脂肪，那就总有办法减掉它。随后我开始研究让眼部下方肌肉活动起来的方法。最终，我想出了一种让眼部下方肌肉颤动的方法，并开始慢慢地实践。

后来由于种种原因，我忽略了身体护理，随后我发现眼下部位又渐渐鼓了起来，和当时手臂的情况一模一样。于是，我重新开始了眼下肌肉颤动练习，坚持一年后，眼下凸起便不复存在。

这个练习轻松、安全，且效果显著。

不再为今天的躺平而内耗！

睡前一招，效果不容小觑

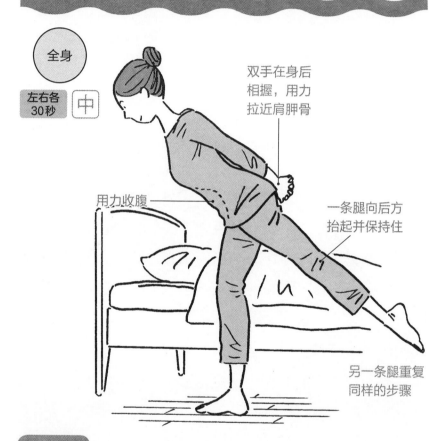

全身

左右各
30秒 中

用力收腹

双手在身后
相握，用力
拉近肩胛骨

一条腿向后方
抬起并保持住

另一条腿重复
同样的步骤

瘦身关键点！

睡前最后1分钟！再努力一下

这个睡前动作有助于增强重要的身体力量。

①伸展背部、拉近肩胛骨的力量

②用力收紧整个腹部的力量

③支撑体重的腿部力量

④收紧臀部、向后抬腿的力量

即使只做这一个动作，只要坚持下去，身材也会越来越好。

一双美腿让你
更加自信

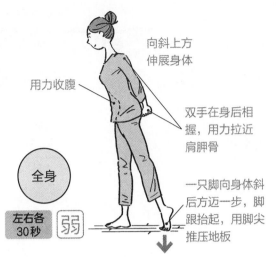

这样也可以！

让体质和体形一起变好

双手在身后相握，挺背收腹，用一只脚的脚尖在身体斜后方推压地板。

如果做前一个动作时无法保持平衡，那么推荐练习这个简单动作。

向斜上方伸展身体

用力收腹

双手在身后相握，用力拉近肩胛骨

一只脚向身体斜后方迈一步，脚跟抬起，用脚尖推压地板

全身

左右各 30秒　弱

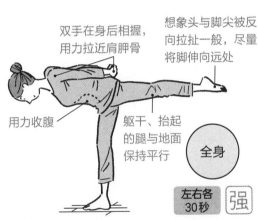

提升效果！

重视时间效率，打造满意身材

单腿站立，同时充分调动腹部和背部的肌肉力量，让躯干、抬起的腿与地面平行。

这个姿势对塑造好身材有非常明显的效果。

双手在身后相握，用力拉近肩胛骨

想象头与脚尖被反向拉扯一般，尽量将脚伸向远处

用力收腹

躯干、抬起的腿与地面保持平行

全身

左右各 30秒　强

哪怕每天一分钟，积累下的成果也不容小觑

这个动作我已经坚持练了十几年。

尽管有时会因为缺乏精力而松懈，有时也会给自己放假，但我决心将其作为终身的练习。

随着岁月的流逝，人体自然会逐渐衰老，因此，坚持锻炼以应对身体的变化对我们来说至关重要。

哪怕每天只投入一分钟，积累下的成果也不容小觑。

坦白说，我更喜欢坚持这种简单而有益的动作，而不是强迫自己去做一些既费钱又费时还不喜欢的运动。一开始做不好是正常的，慢慢来，别着急。

愿明天也是美好的一天！

睡前身体保养

整个腹部　大腿内侧

10秒　中

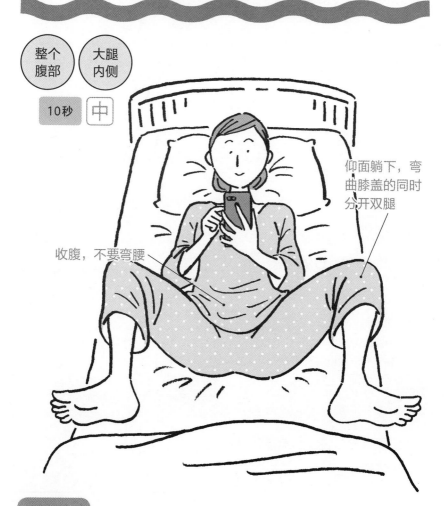

仰面躺下，弯曲膝盖的同时分开双腿

收腹，不要弯腰

瘦身关键点！

弯曲膝盖的同时分开双腿

　　这个动作能使腿部的重量作用于大腿内侧，收紧大腿内侧肌肉；还能使髋关节打开，腹部轻微收缩，从而增加髋关节的灵活性，预防尿失禁。

并非不端庄哦

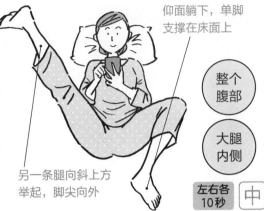

这样也可以！

向斜上方举腿

仰面躺下，一条腿向斜上方举起，脚尖向外。追求时间效率的人士不妨尝试双腿同时进行，感到微痛时结束动作，这样做有助于改善淋巴循环和血液循环。

仰面躺下，单脚支撑在床面上

另一条腿向斜上方举起，脚尖向外

整个腹部

大腿内侧

左右各10秒　中

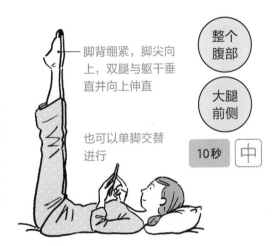

这样也可以！

水肿最好在当日消除

这个动作能够全面锻炼大腿肌肉。对于工作需要长时间站立、到了晚上觉得鞋子变紧且腿部有浮肿感的人，建议将这个动作纳入睡前的例行活动。水肿消除后，腿部线条会变得更加流畅。在高抬腿之后，随意地摇晃几下，然后放松下来，你将更明显地感受到效果。

脚背绷紧，脚尖向上，双腿与躯干垂直并向上伸直

也可以单脚交替进行

整个腹部

大腿前侧

10秒　中

通过日常动作轻松保养身体

这里介绍的动作适合那些习惯睡前读书、看手机或电视的人。

在收腹的同时抬起腿部，不仅能促进淋巴循环，还能顺便缓解腿部水肿和疲劳。

不需要强迫自己坚持那些困难而痛苦的锻炼，令人愉悦的日常动作才易于坚持下去。如果双腿同时进行某项动作时感到吃力，改为单腿交替完成即可。

睡觉前，柔和地伸展下肢，带着放松的心情去练习就很好。

晚安，做个好梦。

按目标部位反向索引

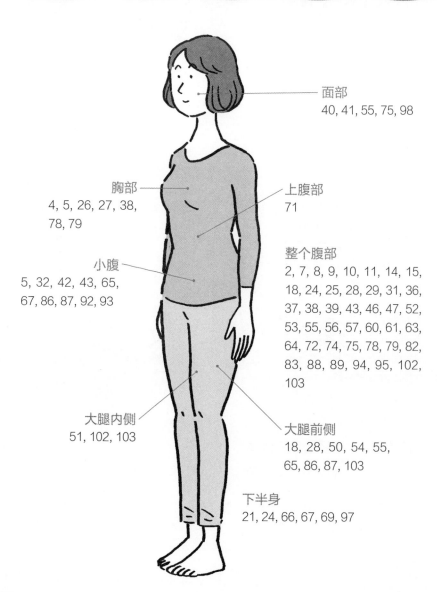

面部
40, 41, 55, 75, 98

胸部
4, 5, 26, 27, 38,
78, 79

上腹部
71

整个腹部
2, 7, 8, 9, 10, 11, 14, 15,
18, 24, 25, 28, 29, 31, 36,
37, 38, 39, 43, 46, 47, 52,
53, 55, 56, 57, 60, 61, 63,
64, 72, 74, 75, 78, 79, 82,
83, 88, 89, 94, 95, 102,
103

小腹
5, 32, 42, 43, 65,
67, 86, 87, 92, 93

大腿内侧
51, 102, 103

大腿前侧
18, 28, 50, 54, 55,
65, 86, 87, 103

下半身
21, 24, 66, 67, 69, 97

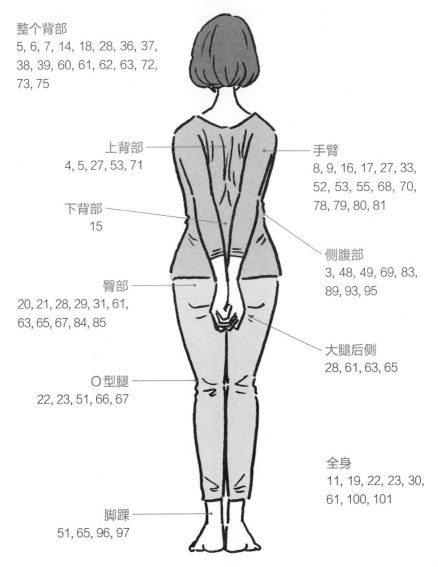

整个背部
5, 6, 7, 14, 18, 28, 36, 37,
38, 39, 60, 61, 62, 63, 72,
73, 75

上背部
4, 5, 27, 53, 71

手臂
8, 9, 16, 17, 27, 33,
52, 53, 55, 68, 70,
78, 79, 80, 81

下背部
15

侧腹部
3, 48, 49, 69, 83,
89, 93, 95

臀部
20, 21, 28, 29, 31, 61,
63, 65, 67, 84, 85

大腿后侧
28, 61, 63, 65

O型腿
22, 23, 51, 66, 67

全身
11, 19, 22, 23, 30,
61, 100, 101

脚踝
51, 65, 96, 97

[作者]

植森美绪

日本健康运动指导师，1965年生人。面对10年减肥失败经历及不恰当运动带来的腰痛，她以"调整日常动作，生活将焕然一新"为口号，推广一种在日常生活中轻松可行的减肥与健康生活方式。她在积极实践这种生活方式中，战胜了腰痛，并始终将腰围保持在58cm。

[审定]

金冈恒治

日本早稻田大学体育科学学院教授兼运动医学医生。他曾于筑波大学担任骨科讲师，2007年起在早稻田大学负责运动医学教育和腰痛运动疗法研究，并成为躯干深层肌肉研究的领军人物。自2021年起，他在脊柱调理站（Spine Conditioning Station，日本一家腰部调理工作室）实践运动疗法。他曾担任悉尼、雅典、北京奥运会日本游泳队队医，伦敦奥运会日本奥委会总部医生。